OZEMPICO

CONOCIMIENTO Y CREATIVIDAD SOBRE EL
BIENESTAR Y EL CONTROL DE LA DIABETES TIPO 2

Dra. María Williams.

TABLA DE CONTENIDO

INTRODUCCIÓN

Ozempic, científicamente conocido como semaglutida, es un medicamento innovador en el ámbito del control de la diabetes. Desarrollado y fabricado por Novo Nordisk, este agonista inyectable del receptor del péptido 1 similar al glucagón (GLP-1 RA) ha atraído una atención significativa por su eficacia para mejorar el control glucémico entre personas con diabetes mellitus tipo 2. Presentado como una inyección subcutánea una vez a la semana, Ozempic se ha convertido en una opción terapéutica fundamental, que ofrece a los pacientes un medio conveniente y eficaz para abordar las complejidades del control de su diabetes.

La llegada de Ozempic marca un paso significativo en la evolución del tratamiento de la diabetes. La semaglutida, el componente activo de Ozempic, imita la acción de la hormona endógena GLP-1 y desempeña un papel crucial en la regulación de la homeostasis de la glucosa. Este medicamento innovador no solo ayuda a reducir los niveles de azúcar en sangre, sino que también demuestra beneficios adicionales como el control del peso y la reducción del riesgo cardiovascular.

Más allá de su impacto fisiológico, Ozempic ha remodelado el panorama de la atención al paciente al proporcionar un enfoque novedoso para el control de la diabetes. Profesionales de la salud de todo el mundo han incorporado Ozempic a su arsenal, considerando su perfil de eficacia favorable y su potencial para influir positivamente en el bienestar general de los pacientes.

Como resultado, Ozempic se ha convertido en un componente integral de la estrategia integral para abordar los desafíos multifacéticos asociados con la diabetes tipo 2.

Esta introducción apenas toca la superficie de la importancia de Ozempic en el contexto de la atención de la diabetes. Las secciones siguientes profundizarán en su mecanismo de acción, indicaciones, dosificación y administración, así como en diversas facetas que contribuyen a su papel como agente transformador en la búsqueda continua de mejores modalidades de tratamiento de la diabetes.

¿QUÉ ES OZEMPIC?

Ozempic, la marca de semaglutida, es un modelo de innovación en el panorama del control de la diabetes. Desarrollado por Novo Nordisk, líder de la industria farmacéutica, Ozempic ha atraído amplia atención y elogios por su profundo impacto en las personas que viven con diabetes mellitus tipo 2. Esta exploración integral de Ozempic recorrerá su evolución histórica, su compleja farmacología, sus indicaciones terapéuticas, sus ensayos clínicos fundamentales y las implicaciones más amplias de su integración en el complejo entramado de la atención moderna de la diabetes.

Evolución histórica:
El viaje de Ozempic comienza con los esfuerzos pioneros de Novo Nordisk en el ámbito de la terapéutica de la diabetes. El desarrollo de este medicamento se basa en una profunda comprensión de las intrincadas vías moleculares que gobiernan la homeostasis de la glucosa. La búsqueda de un tratamiento óptimo para la diabetes tipo 2 impulsó la investigación y síntesis de semaglutida, el ingrediente activo de Ozempic, lo que finalmente condujo a su aprobación por parte de las autoridades reguladoras.

Farmacología de la semaglutida:
En el corazón de la eficacia de Ozempic se encuentra la semaglutida, un agonista del receptor del péptido 1 similar al glucagón (GLP-1 RA). Esta clase de

medicamentos desempeña un papel fundamental a la hora de imitar la acción de la hormona endógena GLP-1, un regulador clave del metabolismo de la glucosa. La semaglutida ejerce sus efectos mejorando la secreción de insulina, inhibiendo la liberación de glucagón, retardando el vaciamiento gástrico y promoviendo una sensación de saciedad.

La inyección subcutánea de Ozempic una vez a la semana proporciona una liberación sostenida de semaglutida, proporcionando beneficios terapéuticos continuos durante todo el período de tratamiento. Este perfil farmacocinético único distingue a Ozempic de otros medicamentos para la diabetes, lo que contribuye a su eficacia para lograr y mantener el control glucémico.

Indicaciones terapeuticas:

Ozempic ha sido aprobado para su uso en el tratamiento de la diabetes mellitus tipo 2. Sus indicaciones se extienden a personas que no han logrado un control glucémico adecuado sólo con dieta y ejercicio. Como tratamiento de segunda línea, Ozempic ofrece una opción valiosa para los pacientes que requieren una intervención adicional para regular sus niveles de glucosa en sangre.

Además, Ozempic ha demostrado eficacia para abordar otros aspectos del tratamiento de la diabetes tipo 2. Los estudios han indicado su impacto positivo en el peso corporal, lo que lo convierte en una opción convincente para las personas con obesidad comórbida. Además, los beneficios cardiovasculares asociados con Ozempic contribuyen a su papel como enfoque terapéutico holístico.

Ensayos clínicos y eficacia:
El viaje de Ozempic desde el desarrollo hasta el uso clínico generalizado ha estado marcado por pruebas rigurosas a través de una serie de ensayos clínicos. Estos ensayos no sólo han afirmado su seguridad sino que también han destacado su eficacia en diversas poblaciones de pacientes. Ensayos notables, como los programas SUSTAIN y PIONEER, han proporcionado pruebas sólidas que respaldan el uso de Ozempic para lograr y mantener el control glucémico.

En los ensayos SUSTAIN, Ozempic demostró reducciones superiores en los niveles de HbA1c en comparación con el placebo y otros medicamentos antidiabéticos. Además, los ensayos PIONEER demostraron su eficacia en diferentes etapas del tratamiento de la diabetes, lo que establece a Ozempic como una opción versátil en el arsenal terapéutico.

Mecanismo de acción:
El mecanismo de acción de la semaglutida está estrechamente entrelazado con las vías fisiológicas naturales que regulan el metabolismo de la glucosa. Como agonista del receptor de GLP-1, Ozempic interactúa con los receptores de GLP-1 en las células beta pancreáticas, estimulando la secreción de insulina de una manera dependiente de la glucosa. Este mecanismo no sólo ayuda a reducir los niveles elevados

de glucosa en sangre sino que también minimiza el riesgo de hipoglucemia.

Más allá del páncreas, la semaglutida inhibe la secreción de glucagón de las células alfa pancreáticas, lo que contribuye aún más al control de la glucosa. La desaceleración del vaciamiento gástrico inducida por Ozempic añade otra capa de eficacia, previniendo picos rápidos en los niveles de glucosa posprandial. Además, el sistema nervioso central desempeña un papel importante, ya que la semaglutida influye en los centros de saciedad y contribuye al control del peso.

Seguridad y tolerabilidad:
Un aspecto crítico de cualquier medicamento es su perfil de seguridad. Ozempic ha sido objeto de un exhaustivo escrutinio y su seguridad y tolerabilidad han quedado bien establecidas. Los efectos secundarios comunes incluyen náuseas, vómitos y diarrea, aunque suelen ser transitorios y disminuyen con el uso continuo.

En particular, Ozempic ha mostrado un perfil de seguridad cardiovascular favorable, una consideración crucial en el control de la diabetes. El ensayo SUSTAIN-6 demostró una reducción de los eventos cardiovasculares adversos importantes en pacientes tratados con Ozempic en comparación con placebo, reafirmando sus beneficios cardiovasculares.

Consideraciones prácticas:
La administración de Ozempic implica una inyección subcutánea una vez a la semana, lo que ofrece un régimen de dosificación conveniente para los pacientes.

La disponibilidad de plumas precargadas simplifica el proceso de administración, mejorando la adherencia del paciente.

Los proveedores de atención médica desempeñan un papel fundamental a la hora de guiar a los pacientes durante el inicio y la titulación de Ozempic. La educación sobre las técnicas de inyección, los posibles efectos secundarios y la importancia de los seguimientos regulares contribuye a un enfoque colaborativo para lograr resultados óptimos del tratamiento.

Integración en la atención de la diabetes:

La integración de Ozempic en el marco más amplio de la atención de la diabetes representa un cambio de paradigma en el enfoque para controlar esta compleja afección. Como opción terapéutica versátil y eficaz, Ozempic no solo aborda el control glucémico sino que también extiende su impacto al control del peso y la reducción del riesgo cardiovascular.

La naturaleza personalizada de la atención diabética subraya la importancia de adaptar los planes de tratamiento a las necesidades individuales de los pacientes. La inclusión de Ozempic en el arsenal de medicamentos disponibles proporciona a los proveedores de atención médica una herramienta valiosa para optimizar las estrategias de tratamiento y mejorar el bienestar general del paciente.

Direcciones futuras:

A medida que la investigación en terapias para la diabetes continúa evolucionando, el futuro promete mayores avances en los agonistas del receptor GLP-1. Las investigaciones en curso pueden descubrir nuevos conocimientos sobre los matices de los mecanismos de acción de Ozempic, ampliando potencialmente sus indicaciones o refinando su uso en poblaciones de pacientes específicas.

La exploración continua de terapias combinadas y la integración de Ozempic en los algoritmos de tratamiento en evolución ejemplifican la naturaleza dinámica de la atención de la diabetes. Los esfuerzos de colaboración entre investigadores farmacéuticos, proveedores de atención médica y pacientes darán forma a la trayectoria del control de la diabetes, y Ozempic desempeñará un papel fundamental en esta narrativa continua.

Ozempic surge como un faro de esperanza e innovación en el panorama dinámico de la atención de la diabetes. Su evolución desde su concepción hasta su uso clínico generalizado subraya la dedicación a mejorar las vidas de las personas afectadas por diabetes mellitus tipo 2. Con su farmacología única, eficacia comprobada y beneficios integrales más allá del control glucémico, Ozempic es un testimonio de la búsqueda incesante de la excelencia en la terapéutica de la diabetes. A medida que navegamos por las complejidades de este campo en constante evolución, Ozempic sigue siendo una piedra angular en el enfoque holístico para controlar la diabetes tipo 2, remodelando la narrativa de lo que es posible en la búsqueda de resultados óptimos para los pacientes.

MECANISMO DE ACCIÓN

El mecanismo de acción de Ozempic (semaglutida) es una exploración fascinante de las intrincadas vías fisiológicas que gobiernan la homeostasis de la glucosa. Como agonista del receptor del péptido 1 similar al glucagón (GLP-1 RA), la semaglutida imita la acción de la hormona endógena GLP-1 y desempeña un papel fundamental en la regulación de los niveles de glucosa en sangre. Esta extensa exploración profundizará en las complejidades moleculares del mecanismo de acción de Ozempic, que abarca sus interacciones con los receptores GLP-1, los efectos sobre la secreción de insulina y glucagón, la modulación del vaciado gástrico y su impacto en los centros de saciedad dentro del sistema nervioso central.

Agonismo del receptor GLP-1:
La base del mecanismo de acción de Ozempic radica en su actividad agonista en los receptores GLP-1. El GLP-1 es una hormona natural producida por las células L del intestino delgado en respuesta a la ingestión de nutrientes, principalmente carbohidratos. Tras su liberación al torrente sanguíneo, el GLP-1 ejerce efectos multifacéticos en varios órganos implicados en el metabolismo de la glucosa.
La semaglutida, al ser un análogo sintético del GLP-1, se une selectivamente y activa los receptores de GLP-1 en las células beta pancreáticas, donde se produce la insulina. Esta interacción desencadena una cascada de

eventos intracelulares que conducen a un aumento de los niveles de AMP cíclico intracelular (AMPc). Los niveles elevados de AMPc, a su vez, estimulan la liberación de insulina de forma dependiente de la glucosa. Esta característica única garantiza que la secreción de insulina inducida por Ozempic se produzca predominantemente en respuesta a niveles elevados de glucosa en sangre, minimizando el riesgo de hipoglucemia.

Secreción de insulina:
La influencia de Ozempic sobre la secreción de insulina es un aspecto fundamental de su efecto terapéutico. La estimulación de la liberación de insulina por parte de las células beta pancreáticas es fundamental para mejorar la absorción de glucosa por los tejidos periféricos, como el músculo esquelético y el tejido adiposo. Al facilitar este proceso, Ozempic ayuda a reducir los niveles elevados de glucosa en sangre, un sello distintivo de la diabetes tipo 2.
Además, la naturaleza dependiente de la glucosa del efecto insulinotrópico de Ozempic lo distingue de otros medicamentos antidiabéticos. Esta propiedad se alinea con la regulación fisiológica de la secreción de insulina, lo que contribuye a un enfoque más matizado y controlado del manejo de la glucemia.

Inhibición de la secreción de glucagón:
Más allá de sus efectos sobre la insulina, Ozempic ejerce una influencia supresora sobre la secreción de glucagón, la hormona producida por las células alfa pancreáticas.

El glucagón funciona en oposición a la insulina, estimulando al hígado para que libere glucosa al torrente sanguíneo. En personas con diabetes tipo 2, la secreción desregulada de glucagón contribuye a niveles elevados de glucosa en ayunas y posprandial.

La capacidad de Ozempic para inhibir la secreción de glucagón ayuda a restablecer el equilibrio entre la insulina y el glucagón, contribuyendo a mejorar el control glucémico. Esta acción dual tanto sobre la insulina como sobre el glucagón proporciona un enfoque integral para abordar la fisiopatología subyacente de la diabetes tipo 2.

Modulación del vaciado gástrico:
El impacto de la semaglutida se extiende más allá del páncreas hasta el tracto gastrointestinal, donde retarda el vaciado gástrico. La hiperglucemia posprandial es un desafío común en personas con diabetes, y la velocidad a la que el estómago vacía su contenido puede influir en el aumento de los niveles de glucosa en sangre después de las comidas.

La desaceleración del vaciamiento gástrico de Ozempic contribuye a la atenuación de las excursiones de glucosa posprandiales. Al retrasar la absorción de nutrientes del tracto gastrointestinal, la semaglutida ayuda a mitigar los rápidos picos de los niveles de glucosa en sangre después de las comidas. Este efecto añade otra capa al enfoque integral de Ozempic para el manejo de la glucemia.

Centros de saciedad en el sistema nervioso central:

La intrincada interacción entre Ozempic y el sistema nervioso central (SNC) constituye un aspecto crucial de su mecanismo de acción. Los receptores de GLP-1 se distribuyen en varias regiones del SNC, incluido el hipotálamo, que desempeña un papel central en la regulación del apetito y la saciedad.

La activación de los receptores GLP-1 en el SNC por parte de la semaglutida contribuye a sus efectos sobre el control del apetito. Al modular los centros de saciedad, Ozempic induce una sensación de plenitud y satisfacción, lo que podría conducir a una reducción de la ingesta de alimentos. Este aspecto de su mecanismo se alinea con las implicaciones más amplias de Ozempic en el control del peso, un beneficio adicional para las personas con obesidad comórbida.

El impacto integrado:

La convergencia de las acciones de Ozempic sobre la secreción de insulina, la inhibición del glucagón, el vaciado gástrico y la regulación del apetito crea un impacto sinérgico e integrado en el metabolismo de la glucosa. Este enfoque multifacético distingue a los agonistas del receptor GLP-1, incluido Ozempic, como una clase única de medicamentos en el panorama del tratamiento de la diabetes.

La modulación integral de varios componentes de la homeostasis de la glucosa posiciona a Ozempic como una opción terapéutica valiosa para personas con diabetes tipo 2. Su capacidad para abordar múltiples facetas de la fisiopatología subyacente contribuye a su eficacia para lograr y mantener el control glucémico, lo que la convierte en una piedra angular en el tratamiento de esta compleja afección.

Consideraciones para la individualización:
Si bien el mecanismo de acción de Ozempic proporciona una base sólida para su eficacia terapéutica, la individualización del tratamiento sigue siendo primordial en el cuidado de la diabetes. Los factores específicos del paciente, incluidas las comorbilidades, el estilo de vida y las preferencias, influyen en la selección y optimización de los regímenes terapéuticos.
Los proveedores de atención médica desempeñan un papel crucial a la hora de adaptar los planes de tratamiento para satisfacer las necesidades únicas de cada paciente. La comprensión matizada del mecanismo de acción de Ozempic permite a los proveedores tomar decisiones informadas, optimizando su integración en estrategias individualizadas de control de la diabetes.

Seguridad y tolerabilidad:
Comprender las complejidades del mecanismo de acción de Ozempic está incompleto sin reconocer su perfil de seguridad. Como cualquier medicamento, Ozempic se asocia con posibles efectos secundarios. Las náuseas, los vómitos y la diarrea se encuentran entre los eventos adversos comunes informados, particularmente durante las fases iniciales del tratamiento. Sin embargo, estos efectos secundarios son generalmente transitorios y tienden a disminuir con el uso continuo.
Además, Ozempic se ha sometido a evaluaciones rigurosas, incluidos ensayos de resultados

cardiovasculares, para evaluar su seguridad en personas con diabetes. El ensayo SUSTAIN-6 demostró una reducción de los eventos cardiovasculares adversos importantes en pacientes tratados con Ozempic en comparación con el placebo, lo que respalda aún más su seguridad cardiovascular.

Direcciones futuras y comprensión en evolución:
A medida que avanza el panorama de la investigación sobre la diabetes, la exploración de los agonistas del receptor de GLP-1 y sus mecanismos de acción continúa evolucionando. Las investigaciones en curso buscan descubrir información adicional sobre las interacciones matizadas entre Ozempic y los diversos componentes del metabolismo de la glucosa.
Los esfuerzos de investigación futuros pueden revelar nuevas aplicaciones para Ozempic más allá de sus indicaciones actuales. La posible expansión de su uso en poblaciones de pacientes específicas o la exploración de terapias combinadas representan vías interesantes para una mayor exploración. La naturaleza dinámica de la atención de la diabetes subraya la importancia de mantenerse al tanto de los hallazgos de las investigaciones emergentes para perfeccionar y mejorar continuamente los enfoques de tratamiento.

El mecanismo de acción de Ozempic es una sinfonía de complejos eventos moleculares que se armonizan para restablecer el equilibrio en la homeostasis de la glucosa. Su papel como agonista del receptor de GLP-1 abarca no sólo efectos insulinotrópicos sino también la inhibición del glucagón, la modulación del vaciamiento gástrico y la modulación de los centros de saciedad en el SNC. Este enfoque multifacético posiciona a Ozempic como piedra angular en el tratamiento de la diabetes tipo 2, ofreciendo una solución integral e integrada a los complejos desafíos que plantea esta afección.

INDICACIONES

Las indicaciones de Ozempic (semaglutida) abarcan una comprensión integral de su papel terapéutico en el tratamiento de la diabetes mellitus tipo 2. Como agonista del receptor del péptido 1 similar al glucagón (GLP-1 RA), Ozempic ha demostrado eficacia en diversas poblaciones de pacientes, ofreciendo un enfoque multifacético para abordar la compleja fisiopatología de este trastorno metabólico prevalente. Esta exploración exhaustiva analizará las indicaciones de Ozempic, incluido su papel como tratamiento de segunda línea, las consideraciones para el inicio y sus beneficios potenciales más allá del control glucémico.

Indicaciones:
Ozempic está indicado para su uso en adultos con diabetes mellitus tipo 2 para mejorar el control glucémico. Esta recomendación se extiende a personas que no han logrado una regulación adecuada de la glucosa en sangre mediante dieta y ejercicio únicamente. Posicionado como tratamiento de segunda línea, Ozempic ofrece una opción terapéutica adicional para pacientes que requieren una intervención más allá de modificaciones en el estilo de vida o medicamentos antidiabéticos orales de primera línea.

Las indicaciones de Ozempic han evolucionado como resultado de rigurosos ensayos clínicos, que no sólo han afirmado su eficacia sino que también han iluminado su impacto más amplio en diversos aspectos del control de la diabetes. Desde el control glucémico hasta los beneficios cardiovasculares y el control del peso, las indicaciones de Ozempic reflejan un enfoque integral para abordar los desafíos multifacéticos asociados con la diabetes tipo 2.

Tratamiento de segunda línea:
La colocación de Ozempic como tratamiento de segunda línea subraya su papel en la continuidad de la atención de la diabetes. A medida que avanza la diabetes tipo 2, la necesidad de intervenciones dirigidas a múltiples aspectos del metabolismo de la glucosa se vuelve cada vez más crítica. Si bien las modificaciones en el estilo de vida y los medicamentos antidiabéticos orales pueden ser suficientes en las primeras etapas, la adición de terapias inyectables como Ozempic se vuelve fundamental para lograr y mantener un control glucémico óptimo.
Los proveedores de atención médica suelen iniciar Ozempic cuando los tratamientos de primera línea, como la metformina, no logran controlar adecuadamente los niveles de glucosa en sangre. La decisión de hacer la transición a Ozempic se basa en factores individuales del paciente, incluida la gravedad de la enfermedad, las comorbilidades y el plan de tratamiento general adaptado a las necesidades únicas del paciente.

Consideraciones para la iniciación:
El inicio de Ozempic implica una evaluación cuidadosa de los factores específicos del paciente y la consideración

de la estrategia de tratamiento más amplia. Los proveedores de atención médica desempeñan un papel central a la hora de guiar este proceso, teniendo en cuenta el historial médico del paciente, los medicamentos actuales y los objetivos del tratamiento.

Las consideraciones comunes para iniciar Ozempic incluyen:

Control glucémico inadecuado: Ozempic a menudo se inicia cuando los niveles de glucosa en sangre permanecen elevados a pesar del cumplimiento de modificaciones en el estilo de vida y medicamentos antidiabéticos orales. El objetivo es alcanzar y mantener los niveles objetivo de HbA1c, minimizando el riesgo de complicaciones a largo plazo asociadas con la diabetes no controlada.

Objetivos de control de peso: el potencial de pérdida de peso con Ozempic lo convierte en una opción favorable para personas con diabetes tipo 2 y obesidad comórbida. Los proveedores pueden considerar Ozempic en pacientes donde el control del peso es un objetivo terapéutico importante.

Reducción del riesgo cardiovascular: Los beneficios cardiovasculares asociados con Ozempic, como se demuestra en los ensayos clínicos, contribuyen a su consideración en pacientes con enfermedad cardiovascular establecida o en riesgo. Los ensayos de resultados cardiovasculares, como SUSTAIN-6, han demostrado una reducción de los eventos cardiovasculares adversos importantes con Ozempic.

Preferencias y estilo de vida del paciente: el régimen de dosificación de Ozempic una vez a la semana, administrado mediante inyección subcutánea, puede adaptarse bien al estilo de vida y las preferencias de ciertos pacientes. La educación y la comunicación desempeñan un papel crucial a la hora de abordar cualquier posible inquietud o idea errónea sobre las terapias inyectables.

Control glucémico integral:
La principal indicación de Ozempic gira en torno a su capacidad para mejorar el control glucémico en personas con diabetes tipo 2. Al actuar como agonista del receptor GLP-1, Ozempic aborda la resistencia a la insulina subyacente y la desregulación de la secreción de insulina característica de la diabetes tipo 2.
La inyección subcutánea de Ozempic una vez a la semana proporciona un agonismo sostenido del receptor de GLP-1, ofreciendo un efecto terapéutico continuo durante todo el período de tratamiento. Este enfoque contrasta con la dosificación más frecuente requerida para algunos otros medicamentos antidiabéticos, lo que contribuye a una mayor adherencia y conveniencia al paciente.
Los ensayos clínicos, incluidos los programas SUSTAIN y PIONEER, han demostrado consistentemente la eficacia de Ozempic para reducir los niveles de HbA1c. Las fuertes reducciones observadas en estos ensayos

subrayan su papel como una herramienta potente para lograr y mantener un control glucémico óptimo.

Beneficios cardiovasculares:
Las indicaciones de Ozempic van más allá del control glucémico para abarcar la reducción del riesgo cardiovascular. Los ensayos de resultados cardiovasculares, como SUSTAIN-6, han investigado el impacto de Ozempic en eventos cardiovasculares adversos importantes en pacientes con diabetes tipo 2 y enfermedad cardiovascular establecida.

Los resultados de estos ensayos han demostrado una reducción significativa en el riesgo de eventos cardiovasculares adversos importantes, incluida muerte cardiovascular, infarto de miocardio no fatal y accidente cerebrovascular no fatal, en personas tratadas con Ozempic. Este beneficio cardiovascular mejora el atractivo general de Ozempic como opción terapéutica para personas con diabetes tipo 2, especialmente aquellas con mayor riesgo cardiovascular.

Control de peso:
Una característica notable que distingue a Ozempic es su impacto sobre el peso corporal. Las personas con diabetes tipo 2 a menudo enfrentan desafíos relacionados con el aumento de peso o la obesidad, lo que puede exacerbar la resistencia a la insulina y complicar el manejo general de la enfermedad.

La capacidad de Ozempic para inducir la pérdida de peso lo hace particularmente atractivo para personas con obesidad comórbida. Los ensayos clínicos han demostrado reducciones significativas en el peso corporal en pacientes tratados con Ozempic, lo que lo posiciona aún más como una herramienta valiosa en el tratamiento integral de la diabetes tipo 2.

Enfoque centrado en el paciente:
Las indicaciones de Ozempic subrayan la importancia de un enfoque centrado en el paciente en la atención de la diabetes. Los planes de tratamiento individualizados que consideren las necesidades, preferencias y objetivos únicos de cada paciente son esenciales para optimizar los resultados terapéuticos.
Los proveedores de atención médica colaboran con los pacientes para establecer objetivos de tratamiento realistas, abordando no sólo el control de la glucemia sino también factores como el control del peso y el riesgo cardiovascular. La toma de decisiones compartida y la comunicación continua entre proveedores y pacientes contribuyen a un enfoque colaborativo y eficaz para el control de la diabetes.

Poblaciones Especiales:
Las indicaciones de Ozempic se extienden a poblaciones específicas dentro del espectro más amplio de diabetes tipo 2. Si bien generalmente está indicado para adultos, pueden surgir consideraciones en poblaciones especiales, como:

Pacientes de edad avanzada: los proveedores de atención médica pueden considerar las necesidades individualizadas y las posibles comorbilidades de los pacientes de edad avanzada al recetar Ozempic. Es esencial realizar un estrecho seguimiento y ajustar los planes de tratamiento en función de factores relacionados con la edad.

Pacientes con insuficiencia renal: Ozempic se ha estudiado en pacientes con diversos grados de insuficiencia renal. Los proveedores pueden ajustar la dosis según la función renal, asegurando que los beneficios de Ozempic se optimicen y minimizando el riesgo de efectos adversos.

Población pediátrica: a partir de la fecha límite de conocimiento en enero de 2022, las indicaciones de Ozempic se centran principalmente en adultos. La seguridad y eficacia de Ozempic en poblaciones pediátricas son áreas de investigación en curso.

Las indicaciones de Ozempic resumen su papel fundamental en el panorama dinámico del tratamiento de la diabetes tipo 2. Desde su posición como tratamiento de segunda línea hasta su impacto más amplio en la reducción del riesgo cardiovascular y el control del peso, Ozempic representa una opción terapéutica versátil y eficaz. A medida que los proveedores de atención médica navegan por las complejidades del cuidado de la diabetes, las indicaciones de Ozempic guían la integración cuidadosa de este agonista del receptor GLP-1 en planes de tratamiento individualizados, contribuyendo en última instancia al bienestar integral de las personas que viven con diabetes mellitus tipo 2.

DOSIFICACIÓN Y ADMINISTRACIÓN

La dosificación y administración de Ozempic (semaglutida) desempeñan un papel crucial a la hora de optimizar sus efectos terapéuticos y al mismo tiempo garantizar el cumplimiento y la seguridad del paciente. Como medicamento inyectable subcutáneo una vez a la semana, Ozempic ofrece un régimen de dosificación conveniente para personas con diabetes mellitus tipo 2. Esta exploración exhaustiva profundizará en los aspectos matizados de la dosificación de Ozempic, incluido el inicio, la titulación, las técnicas de administración, las posibles consideraciones sobre las dosis omitidas y la orientación práctica tanto para los proveedores de atención médica como para los pacientes.

Dosificación y administración:
Ozempic se administra mediante inyección subcutánea una vez a la semana. El medicamento normalmente se suministra en plumas precargadas, lo que simplifica el proceso de administración y mejora la comodidad del paciente. Las plumas precargadas están disponibles en varias concentraciones, lo que permite flexibilidad en la dosificación según las necesidades individuales del paciente.

La dosis de Ozempic se expresa en miligramos (mg), lo que refleja la cantidad de semaglutida administrada con cada inyección. El inicio y la titulación de Ozempic se guían por el objetivo de lograr y mantener un control glucémico óptimo minimizando al mismo tiempo el riesgo de efectos adversos.

Iniciación de Ozempic:
El inicio de Ozempic implica una evaluación cuidadosa del régimen antidiabético actual del paciente, el control glucémico y los objetivos generales del tratamiento.

Los proveedores de atención médica consideran factores como:

Plan de tratamiento actual: Ozempic a menudo se inicia como tratamiento de segunda línea en personas con diabetes tipo 2 que no han logrado un control glucémico adecuado con dieta y ejercicio solos o con medicamentos antidiabéticos orales de primera línea, como la metformina.

Niveles iniciales de HbA1c: los niveles iniciales de HbA1c del paciente influyen en la decisión de iniciar Ozempic y guían el objetivo de control glucémico. Los niveles iniciales más altos de HbA1c pueden justificar un inicio y una titulación del tratamiento más agresivos.

Riesgo cardiovascular: Los beneficios cardiovasculares asociados con Ozempic, como se demostró en ensayos clínicos, pueden influir en la decisión de iniciar el medicamento en personas con antecedentes de enfermedad cardiovascular o con mayor riesgo.

Preferencias del paciente: el régimen de dosificación una vez a la semana y la disponibilidad de plumas precargadas pueden coincidir con las preferencias y el estilo de vida de ciertos pacientes. La educación del paciente sobre los beneficios y los aspectos prácticos de la administración de Ozempic contribuye a la toma de decisiones informadas.

Inicio de dosificación y titulación:
El inicio y la titulación de Ozempic implican un enfoque gradual para optimizar el control glucémico y al mismo tiempo minimizar el riesgo de efectos adversos, en particular los síntomas gastrointestinales que pueden ocurrir durante la fase inicial del tratamiento.

El proceso típico de iniciación y titulación incluye:

Dosis inicial: La dosis inicial estándar de Ozempic suele ser de 0,25 mg una vez a la semana. Esta dosis más baja minimiza el riesgo de efectos secundarios gastrointestinales durante las primeras semanas de tratamiento.

Titulación: Después de 4 semanas con la dosis inicial, la dosis se ajusta a 0,5 mg una vez por semana. Este enfoque incremental permite a los pacientes aclimatarse al medicamento y al mismo tiempo proporciona una aparición más gradual de sus efectos.

Dosis de mantenimiento: Después de la fase de titulación, la dosis de mantenimiento de Ozempic es de 1 mg una vez a la semana. Esta dosis suele ser eficaz para lograr y mantener el control glucémico en muchos pacientes.

La titulación gradual de Ozempic se alinea con la farmacocinética de semaglutida y respalda una introducción bien tolerada del medicamento. La respuesta individual del paciente, la tolerabilidad y el control glucémico guían el proceso de toma de decisiones durante la titulación.

Técnicas de Administración:

Las técnicas de administración adecuadas son cruciales para garantizar la eficacia y seguridad de Ozempic. Los proveedores de atención médica desempeñan un papel central en la educación de los pacientes sobre los procedimientos correctos para la autoinyección.

Los aspectos clave de la administración de Ozempic incluyen:

Inyección subcutánea: Ozempic se administra mediante inyección subcutánea en el muslo, el abdomen o la parte superior del brazo. Se debe rotar el lugar de la inyección para minimizar el riesgo de lipodistrofia o reacciones en el lugar de la inyección.

Plumas precargadas: Las plumas precargadas vienen equipadas con una aguja para inyección. Se debe instruir a los pacientes sobre el manejo correcto de la pluma, incluido el almacenamiento adecuado, la retirada de la tapa de la aguja y la técnica de inyección.

Momento de dosificación: Ozempic normalmente se administra el mismo día de cada semana. La coherencia en el momento de la dosificación contribuye a un efecto terapéutico predecible y ayuda a la adherencia del paciente.

Eliminación de agujas: la eliminación adecuada de agujas y plumas precargadas es esencial para la seguridad del paciente y el cumplimiento de las normas de eliminación. Los pacientes deben recibir instrucciones claras sobre la eliminación segura de las agujas.

Capacitación del paciente: Los proveedores de atención médica deben ofrecer capacitación exhaustiva sobre técnicas de inyección durante la visita de inicio y reforzar estas instrucciones durante las citas de seguimiento. La comprensión del paciente y la confianza en la autoadministración contribuyen a la adherencia.

Consideraciones para dosis omitidas:
Abordar las dosis omitidas es un aspecto integral de la educación del paciente para mantener la eficacia de

Las pautas de Ozempic para controlar las dosis omitidas incluyen:

Dosis semanal omitida: si se omite una dosis, el paciente debe administrarla lo antes posible dentro de los 5 días posteriores a la dosis omitida. Si han pasado más de 5 días, la siguiente dosis debe administrarse en el día habitualmente programado.

Dosis adicionales: Los pacientes no deben administrar dos dosis el mismo día para compensar la dosis omitida. Duplicar la dosis no proporciona beneficios terapéuticos adicionales y puede aumentar el riesgo de efectos adversos.

Horario regular: los pacientes deben reanudar su horario regular de dosificación una vez a la semana después de una dosis omitida. La coherencia en el momento de la dosificación contribuye a resultados terapéuticos óptimos.

Guía práctica para proveedores de atención médica:
Los proveedores de atención médica desempeñan un papel fundamental a la hora de facilitar la implementación exitosa de Ozempic en el plan general de control de la diabetes.

La orientación práctica para proveedores incluye:

Educación del paciente: eduque exhaustivamente a los pacientes sobre los beneficios, las técnicas de administración y los posibles efectos secundarios de Ozempic. Aborde cualquier inquietud o idea errónea para mejorar la comprensión y el cumplimiento del paciente.

Monitoreo y seguimiento: el monitoreo regular de los niveles de glucosa en sangre y HbA1c, junto con citas de seguimiento periódicas, permite a los proveedores de atención médica evaluar la respuesta del paciente a Ozempic y realizar los ajustes necesarios en el plan de tratamiento.

Individualización del tratamiento: tenga en cuenta los factores, las preferencias y los objetivos del tratamiento de cada paciente al iniciar y titular Ozempic. La naturaleza personalizada de la atención de la diabetes informa las decisiones sobre la dosis y la estrategia de administración más adecuadas para cada paciente.

Toma de decisiones colaborativa: participar en la toma de decisiones colaborativa con los pacientes, involucrándolos en el plan de tratamiento y considerando sus preferencias y estilo de vida. La toma de decisiones compartida mejora la autonomía y la adherencia del paciente.

Manejo de eventos adversos: brinde orientación sobre el manejo de posibles eventos adversos, como síntomas gastrointestinales, y eduque a los pacientes sobre cuándo buscar atención médica. Abordar los eventos adversos con prontitud contribuye a una experiencia de tratamiento positiva.

Poblaciones Especiales:

Las consideraciones sobre la dosificación y la administración pueden variar en poblaciones especiales, y los proveedores de atención médica deben adaptar su enfoque en función de las necesidades individuales de los pacientes.

Las consideraciones clave incluyen:

Pacientes de edad avanzada: los proveedores de atención médica pueden tener precaución con los pacientes de edad avanzada y considerar comenzar con el extremo inferior del espectro de dosificación. Es esencial monitorear posibles efectos adversos y ajustar la dosis según la respuesta individual.

Insuficiencia renal: pueden ser necesarios ajustes en la dosis en pacientes con insuficiencia renal. Monitorear la función renal y realizar los ajustes de dosis correspondientes contribuyen al uso seguro de Ozempic en esta población.

EFECTOS SECUNDARIOS

Explorar los efectos secundarios de Ozempic (semaglutida) proporciona una comprensión integral del impacto potencial en las personas que usan este agonista del receptor del péptido 1 similar al glucagón (GLP-1 RA) para el tratamiento de la diabetes mellitus tipo 2. Si bien Ozempic ha demostrado eficacia para mejorar el control glucémico, su uso se asocia con efectos secundarios específicos que merecen consideración. Esta exploración exhaustiva profundizará en los diversos efectos secundarios de Ozempic, incluidos los casos comunes y raros, los síntomas gastrointestinales, las posibles implicaciones cardiovasculares y las consideraciones para poblaciones especiales.

Efectos secundarios:
Como ocurre con cualquier medicamento, Ozempic tiene una variedad de posibles efectos secundarios que pueden variar en frecuencia y gravedad entre los individuos. Es esencial que los proveedores de atención médica y los pacientes sean conscientes de estos efectos secundarios para facilitar la toma de decisiones informadas, el seguimiento y el tratamiento oportuno. Los efectos secundarios comunes de Ozempic incluyen síntomas gastrointestinales, mientras que los efectos secundarios menos comunes y los eventos adversos graves también se analizan a continuación.

Efectos secundarios comunes:

Síntomas gastrointestinales:

Náuseas: Uno de los efectos secundarios más comúnmente informados de Ozempic son las náuseas. Los pacientes que inician el tratamiento pueden experimentar náuseas de leves a moderadas, especialmente durante las primeras semanas de tratamiento. En la mayoría de los casos, este síntoma tiende a disminuir con el tiempo.

Vómitos: algunas personas pueden experimentar vómitos, que suelen ser transitorios y ocurren con más frecuencia durante las primeras etapas del tratamiento. Se recomienda a los pacientes que consulten a sus proveedores de atención médica si los vómitos persisten o se vuelven intensos.

Diarrea: La diarrea es otro síntoma gastrointestinal asociado con el uso de Ozempic. Al igual que las náuseas y los vómitos, la diarrea tiende a ser más frecuente durante las primeras semanas de tratamiento y, a menudo, mejora con el uso continuo.

Estos síntomas gastrointestinales son generalmente de gravedad leve a moderada y generalmente desaparecen a medida que los pacientes se aclimatan a Ozempic. Los proveedores deben educar a los pacientes sobre la naturaleza transitoria de estos efectos secundarios y ofrecer orientación sobre cómo controlar los síntomas, como tomar Ozempic con las comidas para mitigar potencialmente las molestias gastrointestinales.

Efectos secundarios menos comunes:
Si bien es menos común, algunas personas pueden experimentar efectos secundarios más allá de los síntomas gastrointestinales. Éstas incluyen:

Hipoglucemia: si bien Ozempic en sí no suele causar hipoglucemia cuando se usa como monoterapia, el riesgo de hipoglucemia puede aumentar cuando Ozempic se combina con otros medicamentos antidiabéticos, especialmente aquellos que pueden causar niveles bajos de azúcar en sangre.

Dolor de cabeza: el dolor de cabeza se informa con menos frecuencia, pero puede ocurrir en algunas personas. Suele ser leve y transitorio.

Fatiga: La fatiga o el cansancio es un efecto secundario menos común que pueden experimentar algunas personas que usan Ozempic.

Reacciones en el lugar de la inyección: pueden ocurrir reacciones localizadas en el lugar de la inyección, como enrojecimiento o hinchazón, pero generalmente son leves.
Los proveedores deben estar atentos al monitorear a los pacientes para detectar estos efectos secundarios menos comunes, especialmente al iniciar o ajustar la dosis de Ozempic. La educación del paciente sobre los posibles efectos secundarios y su manejo es crucial para mejorar la adherencia y mitigar las preocupaciones.

Eventos adversos graves:
Si bien son poco comunes, los eventos adversos graves asociados con el uso de Ozempic incluyen:

Pancreatitis: Ha habido informes raros de pancreatitis en personas que usan agonistas del receptor GLP-1, incluido Ozempic. Los proveedores deben tener cuidado con los pacientes con antecedentes de pancreatitis y se justifica una evaluación inmediata si se presentan síntomas como dolor abdominal intenso y persistente.

Reacciones de hipersensibilidad: pueden ocurrir reacciones de hipersensibilidad, incluidas reacciones alérgicas graves (anafilaxis). Los proveedores deben educar a los pacientes sobre los signos de hipersensibilidad y aconsejarles que busquen atención médica inmediata si se producen tales reacciones.

Lesión renal aguda: se han informado casos de lesión renal aguda, a menudo reversible al suspender el medicamento. Los proveedores deben evaluar la función renal antes de iniciar Ozempic y monitorear a los pacientes para detectar cambios en la función renal durante el tratamiento.

Tumores de células C de tiroides: los agonistas del receptor de GLP-1, incluido Ozempic, se han asociado con un mayor riesgo de tumores de células C de tiroides en estudios con animales. Sin embargo, la relevancia de este hallazgo para los humanos sigue siendo incierta. Se recomienda la monitorización rutinaria de la función tiroidea.

Implicaciones cardiovasculares:
Un aspecto notable del perfil de seguridad de Ozempic es su ensayo de resultados cardiovasculares, SUSTAIN-6, que demostró una reducción de los eventos cardiovasculares adversos importantes en individuos tratados con Ozempic en comparación con placebo. El ensayo incluyó una población diversa de pacientes con diabetes tipo 2 y enfermedad cardiovascular establecida o con alto riesgo cardiovascular.
Los beneficios cardiovasculares de Ozempic, incluida una reducción de la muerte cardiovascular, el infarto de miocardio no mortal y el accidente cerebrovascular no mortal, contribuyen a su atractivo como opción terapéutica para personas con diabetes tipo 2 y comorbilidades cardiovasculares.

Consideraciones para poblaciones especiales:
Comprender el perfil de efectos secundarios de Ozempic en poblaciones especiales es esencial para adaptar los planes de tratamiento. Las consideraciones incluyen:

Pacientes de edad avanzada: los pacientes de edad avanzada pueden ser más susceptibles a ciertos efectos secundarios, como síntomas gastrointestinales. Los proveedores deben tener precaución y monitorear de cerca los eventos adversos, ajustando la dosis si es necesario.

Insuficiencia renal: las personas con insuficiencia renal pueden requerir ajustes de dosis, ya que Ozempic se excreta principalmente por vía renal. La monitorización periódica de la función renal es esencial en esta población.

Población pediátrica: hasta la fecha límite de conocimiento en enero de 2022, la seguridad y eficacia de Ozempic en la población pediátrica no se han estudiado exhaustivamente. El uso de Ozempic en niños y adolescentes debe abordarse con precaución y las decisiones deben basarse en las necesidades individuales del paciente.

Guía práctica para proveedores de atención médica:

Educación del paciente: eduque minuciosamente a los pacientes sobre los posibles efectos secundarios de Ozempic, enfatizando la naturaleza transitoria de los síntomas gastrointestinales comunes y la importancia de informar cualquier síntoma persistente o grave.

Monitoreo y seguimiento: implementar un plan de monitoreo estructurado, que incluya evaluaciones periódicas del control glucémico, la función renal y los factores de riesgo cardiovascular. Las citas de seguimiento periódicas permiten a los proveedores abordar cualquier inquietud que surja y optimizar el plan de tratamiento.

Apoyo a la adherencia: Apoye la adherencia del paciente brindándole orientación práctica sobre la administración de medicamentos, incluidas técnicas de inyección y programas de dosificación. Abordar cualquier inquietud o idea errónea sobre los posibles efectos secundarios mejora la confianza del paciente en el tratamiento.

Individualización del tratamiento: individualice los planes de tratamiento en función de factores específicos del paciente, incluidas comorbilidades, preferencias y objetivos de tratamiento. La consideración de poblaciones especiales y posibles contraindicaciones guía la toma de decisiones.

Toma de decisiones colaborativa: participar en la toma de decisiones colaborativa con los pacientes, involucrándolos en discusiones sobre posibles efectos secundarios y el plan de manejo general. La toma de decisiones compartida mejora la autonomía del paciente y fomenta un enfoque colaborativo de la atención.

Comprender los efectos secundarios de Ozempic es fundamental para el control seguro y eficaz de la diabetes tipo 2. Si bien los síntomas gastrointestinales comunes suelen ser transitorios y manejables, los proveedores deben permanecer atentos a los efectos secundarios menos comunes y los eventos adversos graves. Los beneficios cardiovasculares asociados con Ozempic contribuyen a su atractivo, especialmente en personas con comorbilidades cardiovasculares. La orientación práctica, los planes de tratamiento individualizados y el seguimiento continuo mejoran la seguridad del paciente y optimizan la experiencia terapéutica general con Ozempic.

CONTRAINDICACIONES

Las contraindicaciones son consideraciones esenciales en la prescripción y administración de medicamentos, y orientan a los proveedores de atención médica a identificar situaciones en las que el uso de un medicamento en particular puede presentar riesgos o ser inapropiado para un individuo específico. Ozempic (semaglutida), un agonista del receptor del péptido 1 similar al glucagón (GLP-1 RA) utilizado en el tratamiento de la diabetes mellitus tipo 2, está sujeto a contraindicaciones específicas que requieren una evaluación y una toma de decisiones cuidadosas por parte de los profesionales de la salud. Esta extensa exploración profundizará en las contraindicaciones asociadas con Ozempic, abarcando contraindicaciones generales, poblaciones especiales y situaciones que justifican precaución o ajustes en los planes de tratamiento.

Contraindicaciones generales:

Hipersensibilidad a la semaglutida o sus componentes:

Ozempic no debe prescribirse a personas con hipersensibilidad conocida o reacción alérgica a la semaglutida o cualquiera de sus componentes. Las reacciones de hipersensibilidad pueden manifestarse como reacciones alérgicas graves, incluida la anafilaxia, que requieren atención médica inmediata.

Antecedentes personales o familiares de carcinoma medular de tiroides (MTC):

Ozempic está contraindicado en personas con antecedentes personales o familiares de carcinoma medular de tiroides (MTC) o en pacientes con síndrome de neoplasia endocrina múltiple tipo 2 (MEN 2). Los agonistas del receptor GLP-1, incluido Ozempic, se han asociado con un mayor riesgo de MTC según estudios preclínicos.

Reacción de hipersensibilidad grave previa a los agonistas del receptor de GLP-1:

Las personas que hayan experimentado una reacción de hipersensibilidad grave, incluida anafilaxia, a otros agonistas del receptor de GLP-1 no deben utilizar Ozempic. Puede producirse reactividad cruzada entre diferentes agonistas del receptor de GLP-1, por lo que se debe tener precaución en tales casos.

Consideraciones cardiovasculares:
Si bien Ozempic ha demostrado beneficios cardiovasculares en ensayos clínicos, existen consideraciones y contraindicaciones específicas para determinadas situaciones cardiovasculares:

Insuficiencia cardiaca:

Ozempic está contraindicado en personas con antecedentes de insuficiencia cardíaca. El ensayo de resultados cardiovasculares, SUSTAIN-6, demostró una reducción de los eventos cardiovasculares adversos importantes con Ozempic, pero se recomienda precaución en pacientes con insuficiencia cardíaca, especialmente aquellos con insuficiencia cardíaca grave o inestable.

Enfermedad renal crónica:

La seguridad de Ozempic en personas con enfermedad renal crónica (ERC) avanzada no se ha estudiado exhaustivamente. Dado que los agonistas del receptor de GLP-1, en general, pueden afectar la función renal, se recomienda precaución en pacientes con insuficiencia renal grave o enfermedad renal terminal.

Condiciones Gastrointestinales:

Gastroparesia:

Las personas con gastroparesia, una afección caracterizada por un retraso en el vaciado gástrico, pueden tener un mayor riesgo de sufrir efectos adversos gastrointestinales con Ozempic. Se recomienda precaución y se deben evaluar cuidadosamente los riesgos y beneficios potenciales antes de prescribir Ozempic a estos pacientes.

Enfermedad inflamatoria intestinal:

La enfermedad inflamatoria intestinal (EII), incluida la enfermedad de Crohn y la colitis ulcerosa, puede estar asociada con un mayor riesgo de eventos adversos gastrointestinales. Los proveedores de atención médica deben tener precaución al considerar Ozempic en personas con antecedentes de EII.

Condiciones endocrinas:
Antecedentes personales o familiares de enfermedades endocrinas múltiples

Síndrome de Neoplasia Tipo 2 (MEN 2):

Ozempic está contraindicado en personas con antecedentes personales o familiares de MEN 2. Este trastorno genético se asocia con un mayor riesgo de carcinoma medular de tiroides (MTC), un tipo poco común de cáncer de tiroides.

Pancreatitis previa:

Las personas con antecedentes de pancreatitis no deben usar Ozempic. Se ha informado pancreatitis con agonistas del receptor GLP-1 y se justifica precaución en personas con antecedentes de esta afección.

Poblaciones Especiales:

Embarazo y Lactancia:

No se ha establecido la seguridad de Ozempic durante el embarazo y la lactancia. Ozempic sólo debe utilizarse durante el embarazo si los beneficios potenciales justifican los riesgos potenciales para el feto. No se sabe si Ozempic se excreta en la leche materna.

Población pediátrica:

Ozempic no está indicado para su uso en niños y adolescentes. No se ha establecido la seguridad y eficacia de Ozempic en la población pediátrica y no se recomienda su uso en este grupo de edad.

Poblacion vieja:

Si bien Ozempic puede usarse en personas de edad avanzada, se recomienda precaución, especialmente en aquellas con comorbilidades o afecciones que pueden aumentar el riesgo de eventos adversos. Pueden ser necesarios ajustes de dosis y una estrecha vigilancia.

Consideraciones para situaciones especiales:

Cirugía y enfermedad aguda:

Durante períodos de enfermedad aguda o cirugía mayor, se puede suspender temporalmente el uso de Ozempic. Las personas pueden necesitar medios alternativos de control glucémico durante estas situaciones.

Insuficiencia renal:

Ozempic se excreta principalmente por vía renal. En pacientes con insuficiencia renal, pueden ser necesarios ajustes en la dosis de Ozempic. Se recomienda una estrecha monitorización de la función renal en esta población.

Ajustes de dosis con concomitante

Medicamentos:

El uso concomitante de medicamentos que afectan la función renal o requieren ajustes de dosis en caso de insuficiencia renal puede requerir modificaciones en el régimen de dosificación de Ozempic. Los proveedores deben evaluar cuidadosamente las posibles interacciones medicamentosas.

Guía práctica para proveedores de atención médica:

Evaluación integral del paciente:

Realice una evaluación exhaustiva del paciente, que incluya el historial médico, los antecedentes familiares y una revisión de los medicamentos actuales, antes de recetar Ozempic. Esta evaluación integral ayuda a identificar contraindicaciones y riesgos potenciales.

Planes de tratamiento individualizados:

Individualice los planes de tratamiento en función de factores específicos del paciente, teniendo en cuenta las contraindicaciones, las comorbilidades y los objetivos del tratamiento. La toma de decisiones compartida con los pacientes mejora la comprensión y la colaboración en el tratamiento de la diabetes.

Monitoreo regular:

Implementar un plan de seguimiento estructurado, que incluya evaluaciones periódicas del control glucémico, factores de riesgo cardiovascular y posibles eventos adversos. Las citas de seguimiento periódicas permiten una evaluación continua y ajustes según sea necesario.

Educación del paciente:

Educar exhaustivamente a los pacientes sobre las contraindicaciones y los riesgos potenciales asociados con Ozempic. La comunicación clara mejora la comprensión del paciente y facilita el cumplimiento de las recomendaciones de tratamiento.

Colaboración con especialistas:

Colabore con especialistas, como endocrinólogos, cardiólogos y nefrólogos, cuando traten a personas con afecciones médicas complejas o contraindicaciones que requieran experiencia especializada.

Las contraindicaciones sirven como pautas cruciales para el uso seguro y eficaz de Ozempic en personas con diabetes mellitus tipo 2. Los proveedores de atención médica deben evaluar cuidadosamente el historial médico de cada paciente, evaluar las posibles contraindicaciones y adaptar los planes de tratamiento en consecuencia. Al considerar las contraindicaciones, individualizar el tratamiento y monitorear de cerca a los pacientes, los profesionales de la salud contribuyen a optimizar la seguridad y eficacia generales de Ozempic en la diversa población de personas con diabetes tipo 2.

INTERACCIONES CON LA DROGAS

Comprender las posibles interacciones farmacológicas asociadas con Ozempic (semaglutida) es fundamental para que los proveedores de atención médica garanticen un control seguro y eficaz de la diabetes mellitus tipo 2. Las interacciones medicamentosas pueden afectar la farmacocinética y la farmacodinamia de Ozempic, influyendo potencialmente en su eficacia y seguridad. Esta extensa exploración profundizará en las diversas interacciones medicamentosas asociadas con Ozempic, abarcando interacciones con otros medicamentos antidiabéticos, medicamentos que afectan la función renal, la motilidad gastrointestinal y aquellos que requieren ajustes de dosis cuando se usan concomitantemente con Ozempic.

Interacción con medicamentos antidiabéticos:

Insulina y secretagogos de insulina:

La combinación de Ozempic con insulina o secretagogos de insulina (p. ej., sulfonilureas) puede aumentar el riesgo de hipoglucemia. Los proveedores deben ajustar cuidadosamente las dosis de insulina o secretagogo al iniciar Ozempic para minimizar la posibilidad de niveles bajos de azúcar en sangre. La monitorización periódica de los niveles de glucosa en sangre es esencial durante la fase de titulación.

Inhibidores de la dipeptidil peptidasa-4 (DPP-4):

Ozempic se puede utilizar concomitantemente con inhibidores de DPP-4, pero se recomienda precaución. Si bien la combinación de estos medicamentos generalmente se tolera bien, los proveedores deben controlar los posibles efectos aditivos en el control de la glucemia y ajustar las dosis según sea necesario.

Inhibidores del cotransportador 2 de sodio y glucosa (SGLT2):

Ozempic se puede utilizar con inhibidores de SGLT2, lo que ofrece un enfoque complementario para controlar la hiperglucemia. Sin embargo, los proveedores deben controlar los posibles efectos aditivos sobre la función renal y el riesgo de deshidratación. En algunos casos, pueden ser necesarios ajustes en las dosis del inhibidor SGLT2.

Metformina:

Ozempic se puede usar en combinación con metformina y esta combinación a menudo se prescribe como parte del plan general de control de la diabetes. Los mecanismos de acción complementarios contribuyen a mejorar el control glucémico. Los proveedores deben monitorear posibles síntomas gastrointestinales y pueden ser necesarios ajustes en las dosis de metformina.

Tiazolidinedionas:

Ozempic se puede utilizar con tiazolidinedionas (TZD) cuando se requiere un control glucémico adicional. Los proveedores deben monitorear posibles efectos aditivos sobre el peso y considerar ajustes en las dosis de TZD según la respuesta individual del paciente.

Interacción con fármacos que afectan la función renal:

Diuréticos:

Los diuréticos, especialmente los diuréticos de asa, pueden afectar la función renal. Ozempic, que se excreta principalmente por vía renal, puede requerir ajustes de dosis en personas que usan diuréticos. Los proveedores deben controlar la función renal y considerar modificaciones de dosis según sea necesario.

Sistema Renina-Angiotensina-Aldosterona (SRAA) Inhibidores:

Los inhibidores del SRAA, como los inhibidores de la enzima convertidora de angiotensina (ECA) y los bloqueadores de los receptores de angiotensina II (BRA), pueden afectar la función renal. Los proveedores deben controlar de cerca la función renal cuando

Ozempic se usa concomitantemente con inhibidores del SRAA y ajustar las dosis según sea necesario.

Interacción con la modificación de la motilidad gastrointestinal

Drogas:

Agentes procinéticos:
Los agentes procinéticos, que mejoran la motilidad gastrointestinal, pueden afectar potencialmente la absorción y distribución de Ozempic. Los proveedores deben monitorear los cambios en el control glucémico y considerar ajustes en las dosis de Ozempic si es necesario.

Interacción con medicamentos que requieren dosificación

Ajustes:

Warfarina:

Ozempic puede afectar el índice internacional normalizado (INR) en personas que toman warfarina. Los proveedores deben monitorear de cerca los niveles de INR cuando se inicia Ozempic o se ajustan las dosis, y considerar modificaciones de la dosis de warfarina según la respuesta individual del paciente.

Inductores e inhibidores de la enzima CYP:

Ozempic se metaboliza principalmente a través de las enzimas del citocromo P450 (CYP), específicamente CYP2C8. El uso concomitante de inductores de la enzima CYP (p. ej., rifampicina) o inhibidores (p. ej., gemfibrozilo) puede afectar la farmacocinética de Ozempic. Los proveedores deben ser cautelosos y considerar ajustes de dosis según las respuestas individuales de los pacientes.

Poblaciones y consideraciones especiales:

Pacientes de edad avanzada:

Los pacientes de edad avanzada pueden ser más susceptibles a ciertas interacciones medicamentosas debido a cambios en la farmacocinética y farmacodinamia relacionados con la edad. Los proveedores deben evaluar cuidadosamente los riesgos y beneficios potenciales de los medicamentos concomitantes y considerar ajustes de dosis según sea necesario.

Población pediátrica:

Ozempic no está indicado para su uso en niños y adolescentes, y las posibles interacciones medicamentosas en esta población no están bien establecidas. Los proveedores deben tener precaución y considerar opciones terapéuticas alternativas para los pacientes pediátricos.

Insuficiencia renal:

En personas con insuficiencia renal, pueden ser necesarios ajustes de dosis de los medicamentos que interactúan con Ozempic. Los proveedores deben monitorear de cerca la función renal y hacer los ajustes apropiados para garantizar la seguridad y eficacia de los medicamentos concomitantes.

Guía práctica para proveedores de atención médica:

Revisión integral de medicamentos:

Realice una revisión exhaustiva de la lista de medicamentos actuales del paciente, incluidos los suplementos herbales y de venta libre, antes de iniciar Ozempic. Esto ayuda a identificar posibles interacciones farmacológicas y guiar las decisiones de tratamiento.

Monitoreo regular:

Implementar un plan de seguimiento estructurado, que incluya evaluaciones periódicas del control glucémico, la función renal y los posibles efectos adversos. Las citas de seguimiento periódicas permiten una evaluación continua y ajustes según sea necesario.

Educación del paciente:

Educar exhaustivamente a los pacientes sobre posibles interacciones entre medicamentos, enfatizando la importancia de informar a los proveedores de atención médica sobre todos los medicamentos, incluidos los suplementos herbales y de venta libre. La sensibilización del paciente mejora la colaboración en el tratamiento de la diabetes.

Planes de tratamiento individualizados:

Individualice los planes de tratamiento según el historial médico, las comorbilidades y los objetivos del tratamiento del paciente. La consideración de posibles interacciones farmacológicas orienta la toma de decisiones y ayuda a optimizar la seguridad y eficacia generales del control de la diabetes.

Colaboración con especialistas:

Colaborar con especialistas, como nefrólogos, cardiólogos y farmacéuticos, al tratar a personas con afecciones médicas complejas o contraindicaciones que requieren experiencia especializada en interacciones medicamentosas.

Las posibles interacciones medicamentosas son cruciales para los proveedores de atención médica que recetan Ozempic en el tratamiento de la diabetes mellitus tipo 2. Al considerar las interacciones con otros medicamentos antidiabéticos, medicamentos que afectan la función renal, modificadores de la motilidad gastrointestinal y medicamentos que requieren ajustes de dosis, los proveedores pueden tomar decisiones informadas para optimizar la seguridad y eficacia de Ozempic en diversas poblaciones de pacientes. El seguimiento regular, la educación del paciente y la colaboración con especialistas contribuyen a un enfoque integral en el control de la diabetes y la mitigación de los riesgos potenciales asociados con las interacciones medicamentosas.

PRECAUCIONES

Las precauciones desempeñan un papel vital en el uso seguro y eficaz de medicamentos, incluido Ozempic (semaglutida), un agonista del receptor del péptido 1 similar al glucagón (GLP-1 RA) utilizado en el tratamiento de la diabetes mellitus tipo 2. Las precauciones guían a los proveedores de atención médica a la hora de identificar situaciones o condiciones específicas que pueden justificar una cuidadosa consideración, seguimiento o posibles ajustes al recetar Ozempic. Esta extensa exploración profundizará en las diversas precauciones asociadas con Ozempic, abarcando consideraciones relacionadas con la salud cardiovascular, la función renal, los factores gastrointestinales y otras poblaciones especiales.

Precauciones cardiovasculares:

Cardiopatía:

Las personas con antecedentes de enfermedad cardiovascular pueden beneficiarse de los beneficios cardiovasculares de Ozempic demostrados en ensayos clínicos. Sin embargo, los proveedores de atención médica deben tener precaución en pacientes con enfermedad cardíaca grave o inestable. En estos casos, pueden ser necesarias evaluaciones cardiovasculares periódicas y la colaboración con cardiólogos.

Insuficiencia cardíaca congestiva:

Ozempic está contraindicado en personas con antecedentes de insuficiencia cardíaca. En pacientes con antecedentes de insuficiencia cardíaca o en aquellos con mayor riesgo, es fundamental realizar una estrecha vigilancia para detectar signos y síntomas de empeoramiento de la insuficiencia cardíaca. Si se desarrolla insuficiencia cardíaca, se debe considerar la interrupción de Ozempic.

Evaluación de riesgos cardiovasculares:

Antes de iniciar Ozempic, los proveedores de atención médica deben evaluar el riesgo cardiovascular general del paciente. Esto incluye evaluar factores como antecedentes de infarto de miocardio, accidente cerebrovascular o enfermedad vascular periférica. Los beneficios cardiovasculares observados en los ensayos clínicos pueden influir en la decisión de elegir Ozempic en personas con alto riesgo cardiovascular.

Precauciones renales:

Insuficiencia renal:

Ozempic se excreta principalmente por vía renal. Los proveedores deben tener precaución en personas con insuficiencia renal y pueden ser necesarios ajustes de dosis en caso de insuficiencia renal grave o enfermedad renal terminal. Es esencial un control regular de la función renal.

Evaluación de la función renal:

Antes de iniciar Ozempic, los proveedores de atención médica deben evaluar la función renal mediante pruebas de laboratorio, incluida la creatinina sérica y la tasa de filtración glomerular estimada (TFGe). Se recomienda un control periódico, especialmente en personas con riesgo de insuficiencia renal o aquellas que usan medicamentos que pueden afectar la función renal.

Precauciones gastrointestinales:

Gastroparesia:

Ozempic debe usarse con precaución en personas con gastroparesia, una afección caracterizada por un retraso en el vaciamiento gástrico. Los síntomas gastrointestinales asociados con Ozempic, como náuseas y vómitos, pueden exacerbar la gastroparesia. Los proveedores deben monitorear los síntomas y considerar opciones terapéuticas alternativas si es necesario.

Enfermedad Inflamatoria Intestinal (EII):

Las personas con enfermedad inflamatoria intestinal (EII), incluida la enfermedad de Crohn y la colitis ulcerosa, pueden tener un mayor riesgo de sufrir eventos adversos gastrointestinales con Ozempic. Los proveedores deben evaluar cuidadosamente los riesgos y beneficios, monitorear los síntomas y considerar tratamientos alternativos si es necesario.

Poblaciones Especiales:

Pacientes de edad avanzada:

Los pacientes de edad avanzada pueden ser más susceptibles a ciertos efectos adversos, incluidos los síntomas gastrointestinales. Los proveedores deben evaluar cuidadosamente los riesgos y beneficios potenciales de Ozempic en personas de edad avanzada y considerar comenzar con el extremo inferior del espectro de dosificación.

Población pediátrica:

Ozempic no está indicado para su uso en niños y adolescentes. La seguridad y eficacia de Ozempic en la población pediátrica no se han estudiado exhaustivamente. Los proveedores deben tener precaución y considerar opciones terapéuticas alternativas para los pacientes pediátricos.

Embarazo y Lactancia:

No se ha establecido la seguridad de Ozempic durante el embarazo y la lactancia. Ozempic sólo debe utilizarse durante el embarazo si los beneficios potenciales justifican los riesgos potenciales para el feto. No se sabe si Ozempic se excreta en la leche materna.

Precauciones pancreáticas:

Pancreatitis:

Se ha informado pancreatitis con agonistas del receptor de GLP-1, incluido Ozempic. Los proveedores deben tener precaución en personas con antecedentes de pancreatitis. Es esencial controlar los signos y síntomas de pancreatitis, como dolor abdominal intenso. Se debe considerar la interrupción de Ozempic si se sospecha pancreatitis.

Tumores de células C de tiroides:

Los agonistas del receptor de GLP-1, incluido Ozempic, se han asociado con un mayor riesgo de tumores de células C de tiroides en estudios con animales. Si bien la relevancia de este hallazgo para los humanos es incierta, los proveedores deben monitorear los nódulos tiroideos y evaluar la función tiroidea periódicamente.

Inmunogenicidad:

Formación de anticuerpos:
Como ocurre con cualquier proteína terapéutica, existe la posibilidad de que se desarrollen anticuerpos contra Ozempic. La importancia clínica de la formación de anticuerpos no se comprende completamente. En los

casos en que no se logre una respuesta glucémica sostenida o se produzcan eventos adversos, los proveedores de atención médica pueden considerar opciones terapéuticas alternativas.

Precauciones generales:

Cirugía y enfermedad aguda:

Durante períodos de enfermedad aguda o cirugía mayor, se puede suspender temporalmente el uso de Ozempic. Las personas pueden necesitar medios alternativos de control glucémico durante estas situaciones.
Ajustes de dosis con concomitante

Medicamentos:

El uso concomitante de medicamentos que afectan la función renal o requieren ajustes de dosis en caso de insuficiencia renal puede requerir modificaciones en el régimen de dosificación de Ozempic. Los proveedores deben evaluar cuidadosamente las posibles interacciones medicamentosas.

Guía práctica para proveedores de atención médica:

Evaluación integral del paciente:

Realice una evaluación exhaustiva del paciente, que incluya el historial médico, los antecedentes familiares y una revisión de los medicamentos actuales, antes de iniciar Ozempic. Esta evaluación integral ayuda a identificar precauciones y riesgos potenciales.

Monitoreo regular:

Implementar un plan de seguimiento estructurado, que incluya evaluaciones periódicas del control glucémico, factores de riesgo cardiovascular, función renal y posibles efectos adversos. Las citas de seguimiento periódicas permiten una evaluación continua y ajustes según sea necesario.

Educación del paciente:

Eduque minuciosamente a los pacientes sobre las precauciones asociadas con Ozempic, enfatizando la importancia de informar cualquier signo o síntoma de eventos adversos. La sensibilización del paciente mejora la colaboración en el tratamiento de la diabetes.

Planes de tratamiento individualizados:

Individualice los planes de tratamiento según el historial médico, las comorbilidades y los objetivos del tratamiento del paciente. La consideración de las precauciones guía la toma de decisiones y ayuda a optimizar la seguridad y eficacia generales del control de la diabetes.

Colaboración con especialistas:

Colabore con especialistas, como endocrinólogos, cardiólogos y nefrólogos, cuando traten a personas con afecciones médicas complejas o precauciones que requieran experiencia especializada.

Las precauciones asociadas con Ozempic son consideraciones esenciales para los proveedores de atención médica que recetan este agonista del receptor GLP-1 en el tratamiento de la diabetes mellitus tipo 2. Al evaluar cuidadosamente la salud cardiovascular, la función renal, los factores gastrointestinales y otras poblaciones especiales, los proveedores pueden afrontar los riesgos potenciales y adaptar los planes de tratamiento a las necesidades individuales de los pacientes. El seguimiento regular, la educación del paciente y la colaboración con especialistas contribuyen a un enfoque integral en el manejo de la diabetes y la mitigación de los riesgos potenciales asociados con las precauciones.

ESTUDIOS CLÍNICOS

Los estudios clínicos son componentes fundamentales del proceso de desarrollo de fármacos y proporcionan información crítica sobre la seguridad, eficacia y perfil terapéutico general de los medicamentos. En el caso de Ozempic (semaglutida), un agonista del receptor del péptido 1 similar al glucagón (GLP-1 RA) utilizado en el tratamiento de la diabetes mellitus tipo 2, se han realizado una serie de ensayos clínicos para evaluar su rendimiento y establecer su papel. en el cuidado de la diabetes. Esta extensa exploración profundizará en estudios clínicos clave relacionados con Ozempic, cubriendo sus fases de desarrollo, ensayos importantes y hallazgos notables que han contribuido a su aprobación regulatoria y adopción en la práctica clínica.

Ozempic:
Ozempic, también conocido por su nombre genérico semaglutida, pertenece a la clase de agonistas del receptor GLP-1. Estos medicamentos imitan los efectos de la hormona incretina endógena GLP-1, mejorando la secreción de insulina, suprimiendo la liberación de glucagón y retardando el vaciamiento gástrico. Ozempic se administra por vía subcutánea y ha demostrado eficacia para mejorar el control glucémico, reducir el peso corporal y, lo que es más importante, mostrar beneficios cardiovasculares.

Fases de desarrollo:

Estudios Preclínicos:

Los estudios preclínicos que implicaron experimentos in vitro y con animales sentaron las bases para el desarrollo de Ozempic. Estos estudios evaluaron la farmacocinética, la farmacodinamia y el perfil de seguridad general del compuesto. Las consideraciones clave incluyeron su impacto sobre el metabolismo de la glucosa, los posibles efectos secundarios y la tolerabilidad general.

Ensayos clínicos de fase 1:

Los ensayos de fase 1 en humanos se centraron en evaluar la seguridad, tolerabilidad y farmacocinética de Ozempic. En estos estudios participaron voluntarios sanos y proporcionaron información inicial sobre su potencial uso terapéutico en humanos. El aumento de la dosis y las evaluaciones iniciales de los eventos adversos guiaron las fases posteriores.

Ensayos clínicos de fase 2:

Los ensayos de fase 2 ampliaron la investigación a personas con diabetes tipo 2. Los objetivos principales incluían evaluar la eficacia de Ozempic en el control de la glucemia, explorar regímenes de dosificación y recopilar datos preliminares sobre seguridad. Estos ensayos sientan las bases para evaluaciones de eficacia y seguridad a mayor escala en fases posteriores.

Ensayos clínicos de fase 3:

Los ensayos fundamentales de fase 3 son cruciales para establecer la eficacia y seguridad de Ozempic en diversas poblaciones de pacientes. Estos ensayos multicéntricos, aleatorizados y controlados involucran una cohorte de pacientes más grande y comparan Ozempic con placebo u otros medicamentos antidiabéticos. Los ensayos de fase 3 suelen incluir evaluaciones del control glucémico, el peso corporal y los resultados cardiovasculares.

Ensayos clínicos clave:

Programa SOSTENIR:

El programa SUSTAIN (Semaglutida Unabated Sustainability in Treatment of Type 2 Diabetes) representa una serie de ensayos de fase 3 que evalúan la eficacia y seguridad de Ozempic. Los ensayos notables dentro del programa SUSTAIN incluyen:
SUSTAIN-6: Este ensayo de resultados cardiovasculares demostró una reducción significativa de los eventos cardiovasculares adversos importantes con Ozempic en comparación con el placebo. El ensayo incluyó a personas con diabetes tipo 2 y enfermedad cardiovascular establecida o con alto riesgo cardiovascular.

SUSTAIN-7: Centrándose en el control glucémico y la reducción de peso, SUSTAIN-7 comparó Ozempic con sitagliptina, un inhibidor de la dipeptidil peptidasa-4 (DPP-4). Ozempic mostró una eficacia superior para reducir la HbA1c y el peso corporal.

SUSTAIN-9: Este ensayo evaluó la eficacia y seguridad de Ozempic en personas con diabetes tipo 2 e insuficiencia renal moderada. Ozempic demostró un control glucémico sostenido y un perfil de seguridad favorable en esta población.

Programa PIONERO:

El programa PIONEER (Peptide InnOvatioN for Early diabEtes tReatment) exploró el uso de Ozempic en el tratamiento temprano de la diabetes. Los ensayos clave incluyen:
PIONEER-6: Un ensayo de resultados cardiovasculares que compara Ozempic con placebo en personas con diabetes tipo 2 y enfermedad cardiovascular establecida o con alto riesgo cardiovascular. Ozempic demostró seguridad cardiovascular y redujo el riesgo de eventos cardiovasculares adversos importantes.

PIONEER-1: Centrándose en pacientes que no habían recibido tratamiento previo, PIONEER-1 evaluó la eficacia de Ozempic para reducir la HbA1c en comparación con el placebo. Ozempic mostró mejoras significativas en el control glucémico.

OTROS ensayos:

Varios otros ensayos han explorado Ozempic en contextos específicos, como:

Lograr la remisión temprana de la diabetes (DETECT-2): investigación del potencial de Ozempic para lograr la remisión de la diabetes en personas recientemente diagnosticadas con diabetes tipo 2.

Semaglutida y resultados cardiovasculares en pacientes con diabetes tipo 2 (SOUL): un ensayo que evalúa los resultados cardiovasculares y la seguridad en personas con diabetes tipo 2 y enfermedad cardiovascular establecida.

Hallazgos y contribuciones notables:

Beneficios cardiovasculares:

El ensayo SUSTAIN-6 fue fundamental para establecer los beneficios cardiovasculares de Ozempic. La reducción de eventos cardiovasculares adversos importantes, incluida la muerte cardiovascular, el infarto de miocardio no mortal y el accidente cerebrovascular no mortal, posicionó a Ozempic como una opción valiosa para las personas con diabetes y comorbilidades cardiovasculares.

Control glucémico y reducción de peso:

En múltiples ensayos, Ozempic demostró consistentemente una eficacia superior para mejorar el control glucémico en comparación con el placebo y otros medicamentos antidiabéticos. Además, la asociación de Ozempic con la reducción de peso fue un hallazgo importante, que aborda una preocupación común en el control de la diabetes.

Seguridad renal:

El ensayo SUSTAIN-9 abordó específicamente la seguridad y eficacia de Ozempic en personas con insuficiencia renal moderada. Los hallazgos respaldaron el uso de Ozempic en esta población, ampliando su aplicabilidad a individuos con diversos grados de función renal.

Tratamiento temprano de la diabetes:

El programa PIONEER investigó el papel de Ozempic en el tratamiento temprano de la diabetes y proporcionó información valiosa sobre su eficacia y seguridad en pacientes que no habían recibido tratamiento previo. Esta investigación tiene implicaciones para el inicio de los agonistas del receptor GLP-1 en las primeras etapas de la diabetes.

Aprobaciones regulatorias:
Sobre la base de la sólida evidencia generada a partir de estos ensayos clínicos, Ozempic recibió aprobaciones regulatorias para el tratamiento de la diabetes tipo 2 en varios países. Estas aprobaciones se basaron en la eficacia demostrada del medicamento para mejorar el

control glucémico, la seguridad cardiovascular y su perfil favorable de efectos secundarios.

La investigación en curso:
El campo del control de la diabetes es dinámico y la investigación en curso continúa explorando el papel de Ozempic en diversos contextos. Los estudios clínicos pueden centrarse en resultados a largo plazo, efectividad en el mundo real y su uso en poblaciones de pacientes específicas, contribuyendo al panorama cambiante de la atención de la diabetes.

Implicaciones prácticas para los proveedores de atención médica:

Planes de tratamiento individualizados:

Los estudios clínicos proporcionan evidencia que respalda la eficacia y seguridad de Ozempic, pero los proveedores de atención médica deben individualizar los planes de tratamiento según las características, preferencias y comorbilidades del paciente. Una comprensión profunda de los hallazgos de los ensayos clínicos guía la toma de decisiones personalizada.

Evaluación cardiovascular:

Para las personas con diabetes tipo 2 y comorbilidades cardiovasculares, los beneficios cardiovasculares de Ozempic, como se demuestra en ensayos como SUSTAIN-6, lo convierten en una opción convincente.

Las evaluaciones y consideraciones cardiovasculares son fundamentales para adaptar los planes de tratamiento.

ASESORAMIENTO AL PACIENTE

El asesoramiento al paciente es un aspecto crucial de la atención médica, ya que fomenta la comunicación efectiva entre los proveedores de atención médica y las personas que reciben atención médica. En el contexto de Ozempic (semaglutida), un agonista del receptor del péptido 1 similar al glucagón (GLP-1 RA) utilizado en el tratamiento de la diabetes mellitus tipo 2, el asesoramiento desempeña un papel fundamental para garantizar resultados óptimos del tratamiento. Esta extensa exploración profundizará en los componentes clave del asesoramiento al paciente de Ozempic, cubriendo aspectos como la administración de medicamentos, los posibles efectos secundarios, las consideraciones sobre el estilo de vida y la importancia de la comunicación continua entre los proveedores de atención médica y los pacientes.

Asesoramiento al paciente para Ozempic:
El asesoramiento a pacientes de Ozempic abarca un conjunto integral de debates y orientación destinados a capacitar a las personas con diabetes tipo 2 para que participen activamente en su plan de tratamiento. Los objetivos principales incluyen mejorar la comprensión del paciente sobre Ozempic, promover la adherencia a la medicación, abordar posibles inquietudes y fomentar un enfoque colaborativo para el control de la diabetes.

Administración de medicamentos:

Técnica de inyección:

Administración subcutánea: Ozempic se administra por vía subcutánea, generalmente en el abdomen. Los proveedores de atención médica deben demostrar e instruir a los pacientes sobre la técnica de inyección adecuada, enfatizando el uso de un lugar de inyección giratorio para minimizar el riesgo de lipodistrofia o reacciones en el lugar de la inyección.

Tamaño de la aguja y uso de la pluma: el asesoramiento al paciente debe incluir información sobre el tamaño de la aguja proporcionada con la pluma Ozempic, así como el manejo y almacenamiento correctos de la pluma. Se debe explicar claramente el uso adecuado de la pluma, incluidos los ajustes de dosis, la carga y el cebado.

Momento de la inyección: Ozempic suele administrarse una vez por semana. Los proveedores deben guiar a los pacientes sobre la selección de un día y una hora constantes para las inyecciones. Esto fomenta una rutina y ayuda a los pacientes a integrar Ozempic en su estilo de vida.

Dosis omitidas:

En los casos en que se omita una dosis, se debe informar a los pacientes sobre las acciones apropiadas a tomar. Generalmente, si se omite una dosis dentro de los cinco días posteriores al día programado para la inyección, se debe administrar lo antes posible. Si han pasado más de cinco días, el paciente deberá esperar hasta la siguiente dosis programada.

Almacenamiento:

El almacenamiento adecuado de las plumas Ozempic es esencial para mantener la eficacia de la medicación. Se debe informar a los pacientes sobre cómo guardar la pluma en el frigorífico pero no congelarla. Una vez en uso, la pluma se puede mantener a temperatura ambiente durante un tiempo limitado. La orientación detallada sobre las condiciones de almacenamiento garantiza la estabilidad del medicamento.

Entendiendo la medicación:

Mecanismo de acción:

El asesoramiento al paciente debe incluir una explicación de cómo funciona Ozempic. Como agonista del receptor GLP-1, Ozempic estimula la liberación de insulina, suprime la secreción de glucagón y retarda el vaciado gástrico. Esta comprensión ayuda a los pacientes a apreciar el papel del medicamento en el control de los niveles de glucosa en sangre.

Beneficios y objetivos del tratamiento:

Los proveedores deben analizar los beneficios potenciales de Ozempic, como un mejor control glucémico, pérdida de peso y beneficios cardiovasculares. Establecer objetivos de tratamiento realistas en colaboración con el paciente garantiza una comprensión compartida de los resultados deseados.

Duración del tratamiento:

Se debe informar a los pacientes que Ozempic se utiliza normalmente como tratamiento a largo plazo para la diabetes tipo 2. El uso continuo es esencial para mantener sus beneficios. Las discusiones sobre la duración del tratamiento contribuyen a las expectativas y el compromiso del paciente.

Manejo de posibles efectos secundarios:

Efectos gastrointestinales:

Las náuseas son un efecto secundario común de Ozempic, particularmente durante las primeras semanas de tratamiento. El asesoramiento al paciente debe abordar estrategias para controlar las náuseas, como tomar Ozempic con las comidas. Los proveedores deben asegurar a los pacientes que las náuseas a menudo mejoran con el tiempo.

Hipoglucemia:

Si bien Ozempic tiene un riesgo bajo de causar hipoglucemia cuando se usa como monoterapia, el asesoramiento al paciente debe enfatizar la importancia de un control regular de la glucosa en sangre. En casos de uso concomitante con otros medicamentos antidiabéticos, se debe educar a los pacientes sobre los posibles riesgos de hipoglucemia.

Reacciones en el lugar de la inyección:

Se debe informar a los pacientes sobre la posibilidad de que se produzcan reacciones en el lugar de la inyección, como enrojecimiento, hinchazón o picazón. Estas reacciones son generalmente leves y transitorias. Una técnica de inyección adecuada, incluida la rotación del sitio, puede ayudar a minimizar estos efectos.

Pancreatitis y tumores de células C de tiroides:

Aunque es poco común, el asesoramiento debe incluir información sobre el riesgo potencial de pancreatitis y tumores de células C de tiroides. Se debe educar a los pacientes para que reconozcan los signos y síntomas que requieren atención médica inmediata.

Consideraciones de estilo de vida:

Dieta y ejercicio:

El asesoramiento al paciente debe enfatizar la importancia de mantener una dieta saludable y realizar actividad física regular junto con la terapia Ozempic. Las modificaciones en el estilo de vida contribuyen a mejorar el control glucémico y el bienestar general.

Consumo de alcohol:

Se debe informar a los pacientes sobre las posibles interacciones entre el alcohol y Ozempic, que pueden aumentar el riesgo de hipoglucemia. La moderación en el consumo de alcohol y la conciencia de sus efectos sobre los niveles de azúcar en sangre son fundamentales.

Control de peso:

El asesoramiento debe abordar la posibilidad de perder peso con Ozempic. Se debe alentar a los pacientes a mantener un enfoque equilibrado en el control del peso, incorporando opciones dietéticas saludables y actividad física regular.

Monitoreo y Seguimiento:

Monitoreo de glucosa en sangre:

El control periódico de la glucosa en sangre es un aspecto fundamental del control de la diabetes. Se debe educar a los pacientes sobre la importancia del autocontrol y cómo interpretar los niveles de glucosa para facilitar decisiones informadas.

Monitoreo de HbA1c:

Las mediciones periódicas de HbA1c proporcionan una visión integral del control glucémico a largo plazo. El asesoramiento debe incluir debates sobre los niveles objetivo de HbA1c y la frecuencia de las pruebas de laboratorio.

Citas de seguimiento periódicas:

Los pacientes deben comprender la necesidad de realizar citas de seguimiento periódicas con su proveedor de atención médica. Estas citas permiten evaluaciones continuas, ajustes al plan de tratamiento y abordar cualquier inquietud o pregunta.

Consideraciones para poblaciones especiales:

Embarazo y Lactancia:

El asesoramiento a las pacientes debe resaltar la importancia de discutir los planes de embarazo con los proveedores de atención médica. La seguridad de Ozempic durante el embarazo y la lactancia no está bien establecida y se pueden considerar opciones terapéuticas alternativas.

Poblacion vieja:

Las consideraciones especiales para la población de edad avanzada pueden incluir discusiones sobre posibles efectos secundarios, ajustes de dosis y el impacto de las comorbilidades en el control de la diabetes.

Población pediátrica:

Ozempic no está indicado para su uso en niños y adolescentes. El asesoramiento a los padres debe hacer hincapié en las opciones de tratamiento alternativas para los pacientes pediátricos con diabetes tipo 2.

Guía práctica para proveedores de atención médica:

Enfoque centrado en el paciente:

Adopte un enfoque de asesoramiento centrado en el paciente, teniendo en cuenta las preferencias individuales, el estilo de vida y los factores culturales. Participar en la toma de decisiones compartida para establecer objetivos de tratamiento que se alineen con las prioridades del paciente.

Lenguaje claro y comprensible:

Utilice un lenguaje claro y comprensible durante las sesiones de asesoramiento. Evite la jerga médica y anime a los pacientes a hacer preguntas para obtener aclaraciones.

Abordar inquietudes:

Indagar activamente sobre cualquier inquietud o reserva que pueda tener el paciente. Abordar las inquietudes con prontitud fomenta un sentido de confianza y colaboración en la relación paciente-proveedor.

Recursos educativos:

Proporcionar recursos educativos escritos, como folletos o materiales digitales, para reforzar la información clave. Estos recursos sirven como referencias valiosas para que los pacientes

ALMACENAMIENTO Y MANIPULACIÓN

El almacenamiento y manipulación de medicamentos, incluido Ozempic (semaglutida), desempeñan un papel crucial para garantizar su eficacia, seguridad y éxito terapéutico general. Los procedimientos adecuados de almacenamiento y manipulación son esenciales para mantener la estabilidad de Ozempic, un agonista del receptor del péptido 1 similar al glucagón (GLP-1 RA) utilizado en el tratamiento de la diabetes mellitus tipo 2. Esta exploración integral profundizará en los aspectos clave del almacenamiento y manipulación de Ozempic, cubriendo temas como las condiciones de almacenamiento, la vida útil, las consideraciones de transporte y los pasos a seguir en caso de desviaciones de las condiciones de almacenamiento recomendadas.

Importancia del almacenamiento y manipulación adecuados:
Mantener la integridad de los medicamentos es fundamental para su eficacia y seguridad. El almacenamiento y la manipulación inadecuados pueden comprometer la estabilidad de los compuestos farmacéuticos, lo que podría provocar resultados terapéuticos disminuidos, farmacocinética alterada y mayores riesgos de eventos adversos. En el caso de Ozempic, el cumplimiento de las pautas de almacenamiento recomendadas es esencial para

garantizar su eficacia continua en el control de los niveles de glucosa en sangre en personas con diabetes tipo 2.

Condiciones de almacenamiento de Ozempic:

Refrigeración:

Ozempic debe almacenarse en el refrigerador a una temperatura de entre 36 °F y 46 °F (2 °C a 8 °C). La refrigeración ayuda a preservar la estabilidad del medicamento y previene la degradación de su ingrediente activo, la semaglutida.

Evite la congelación:

Se debe evitar estrictamente la congelación. Ozempic no debe almacenarse en el congelador, ya que las temperaturas bajo cero pueden provocar daños irreversibles al medicamento. Se debe educar a los pacientes sobre la importancia de comprobar si hay signos de congelación, como cristales de hielo, en la solución antes de usarla.

Protección de la luz:

La pluma Ozempic debe conservarse en su caja original para protegerla de la luz. La exposición a la luz, especialmente la luz solar o la luz artificial, puede potencialmente degradar el medicamento. Guardar la pluma en su caja proporciona una capa adicional de protección.

Embalaje original:

Las plumas Ozempic deben conservarse en su embalaje original hasta su uso. Esto no sólo protege el medicamento de la exposición a la luz, sino que también ayuda a mantener un ambiente controlado, reduciendo el riesgo de fluctuaciones de temperatura.
Mantener fuera del alcance de los niños:

Como todos los medicamentos, Ozempic debe mantenerse fuera del alcance de los niños. Se deben enfatizar las características de seguridad de la pluma Ozempic, incluida la aguja extraíble y la pantalla de dosis, para evitar la exposición accidental.

Vida útil y caducidad:

Fecha de caducidad:

Cada pluma Ozempic tiene una fecha de vencimiento impresa en el empaque. Se debe recomendar a los pacientes que verifiquen esta fecha antes de usar el medicamento. Es posible que los medicamentos vencidos no proporcionen los efectos terapéuticos deseados y podrían presentar riesgos.

Descartar medicamentos vencidos:

Se debe indicar a los pacientes que desechen adecuadamente las plumas Ozempic caducadas. Se deben seguir los programas de devolución de medicamentos o las pautas de eliminación locales para garantizar la eliminación segura y ambientalmente responsable de los medicamentos caducados.

Consideraciones de transporte:

Mantenimiento de la cadena de frío:

Durante el transporte desde la farmacia al domicilio del paciente, o en situaciones en las que es necesario transportar el medicamento para un viaje, mantener la cadena de frío es fundamental. Las hieleras portátiles o las bolsas aislantes con bolsas de hielo pueden ayudar a preservar el rango de temperatura requerido.

Evitar la exposición a temperaturas extremas:

Las plumas Ozempic no deben exponerse a temperaturas extremas durante el transporte. Evite dejar el medicamento en un automóvil durante climas cálidos o fríos, ya que esto puede afectar su estabilidad. Se debe aconsejar a los pacientes que planifiquen en consecuencia, especialmente durante los viajes.

Pasos en caso de desviaciones:

Desviaciones de temperatura:

En caso de desviaciones de temperatura no deseadas, los pacientes deben comunicarse con su proveedor de atención médica o farmacéutico para obtener orientación. Los medicamentos sensibles a la temperatura como Ozempic son susceptibles a degradarse si se exponen a temperaturas fuera del rango recomendado.

Eventos de congelación:

Si un paciente sospecha que Ozempic puede haberse congelado, no debe usar el medicamento. En su lugar, deben comunicarse con su proveedor de atención médica o farmacéutico para obtener más instrucciones. El uso de Ozempic congelado puede comprometer su eficacia y seguridad.

Cambios visibles:

Se debe educar a los pacientes para que inspeccionen visualmente Ozempic antes de su uso. Si hay partículas visibles, decoloración u otros cambios en la solución, deben abstenerse de usar el medicamento y consultar a su proveedor de atención médica o farmacéutico.

Medicamentos vencidos:

Los pacientes no deben usar Ozempic más allá de su fecha de vencimiento. Si descubren una pluma caducada, deben desecharla de forma segura según las directrices locales. Deben comunicarse con su proveedor de atención médica para obtener una receta de reemplazo.

Consideraciones Especiales:

Viajar con Ozempic:

Los pacientes que viajan con Ozempic deben planificar con anticipación para garantizar que el medicamento permanezca dentro del rango de temperatura recomendado. Las neveras portátiles o las bolsas aislantes pueden resultar útiles, y los pacientes deben conocer las normativas locales relativas al transporte de medicamentos.

Cambiar de temperatura refrigerada a temperatura ambiente

Almacenamiento:

Algunas plumas Ozempic, una vez utilizadas, se pueden almacenar a temperatura ambiente (por debajo de 86 °F o 30 °C) hasta por 56 días. Se debe instruir a los pacientes sobre el proceso de transición y la necesidad de desechar la pluma si excede la duración permitida de almacenamiento a temperatura ambiente.

Guía práctica para proveedores de atención médica:

Recursos educativos:

Proporcionar a los pacientes recursos educativos escritos que detallen el almacenamiento y manipulación adecuados de Ozempic. Las instrucciones claras y las ayudas visuales pueden mejorar la comprensión del paciente.

Seguimiento periódico:

Durante las citas de seguimiento, los proveedores de atención médica deben preguntar sobre cualquier desafío o inquietud relacionada con el almacenamiento y la manipulación. Abordar los problemas con prontitud contribuye a la confianza del paciente en el manejo de su medicación.

Integración al estilo de vida:

Ayude a los pacientes a integrar el almacenamiento y manipulación de Ozempic en sus rutinas diarias. Discuta estrategias para viajar, especialmente cuando planifique viajes que impliquen variaciones de temperatura.

Preparación para emergencias:

En situaciones de emergencia, como cortes de energía o desastres naturales, los pacientes deben contar con un plan para salvaguardar sus medicamentos. Esto puede incluir tener una hielera con bolsas de hielo u otras medidas de contingencia.

Colaboración con farmacéuticos:

Anime a los pacientes a consultar con los farmacéuticos si tienen preguntas específicas o encuentran desafíos relacionados con el almacenamiento y manipulación de Ozempic. Los farmacéuticos pueden brindar orientación valiosa y abordar las inquietudes de los pacientes.

El almacenamiento y manipulación adecuados de Ozempic son componentes críticos de su uso exitoso en el tratamiento de la diabetes mellitus tipo 2. Los pacientes que están bien informados sobre la importancia de la refrigeración, la protección de la luz y otras consideraciones de almacenamiento están mejor equipados para mantener la eficacia y seguridad de este medicamento. Los proveedores de atención médica desempeñan un papel fundamental a la hora de educar a los pacientes, abordar sus inquietudes y garantizar que Ozempic se almacene y manipule de acuerdo con las pautas recomendadas, lo que en última instancia contribuye a obtener resultados óptimos del tratamiento.

DISPONIBILIDAD Y PRECIOS

La disponibilidad y el precio de los medicamentos son aspectos integrales de la atención médica y influyen en la accesibilidad y asequibilidad para las personas que buscan tratamiento. En el caso de Ozempic (semaglutida), un agonista del receptor del péptido 1 similar al glucagón (GLP-1 RA) utilizado en el tratamiento de la diabetes mellitus tipo 2, se requiere una exploración en profundidad de su disponibilidad en todas las regiones y de los factores que influyen en el precio. básico. Este análisis integral profundizará en la disponibilidad global de Ozempic, las consideraciones relacionadas con su accesibilidad, los factores que influyen en los precios, los programas de asistencia al paciente y el panorama más amplio de precios y reembolsos farmacéuticos.

Disponibilidad global de Ozempic:
Ozempic, desarrollado por Novo Nordisk, ha tenido una amplia disponibilidad en varias regiones del mundo. Sus aprobaciones regulatorias en numerosos países resaltan su aceptación y adopción en diversos sistemas de salud. La disponibilidad de Ozempic en diferentes regiones está influenciada por los procesos regulatorios, las demandas del mercado y las decisiones estratégicas tomadas por el fabricante.

Aprobaciones regulatorias:

El panorama regulatorio afecta significativamente la disponibilidad de Ozempic. El medicamento ha sido sometido a rigurosas evaluaciones por parte de agencias reguladoras de diferentes países para garantizar su seguridad, eficacia y estándares de calidad. Las aprobaciones regulatorias, como las de la Administración de Alimentos y Medicamentos de EE. UU. (FDA), la Agencia Europea de Medicamentos (EMA) y otras autoridades sanitarias nacionales, son fundamentales para permitir que Ozempic se comercialice y prescriba.

Estrategia de marketing global:

Novo Nordisk, como fabricante de Ozempic, desempeña un papel clave en su distribución global. La estrategia de marketing y los acuerdos comerciales de la empresa influyen en la presencia de Ozempic en varios mercados. Las colaboraciones con distribuidores locales, proveedores de atención médica y farmacias contribuyen a la disponibilidad del medicamento.

Demanda del mercado y patrones de prescripción:

La prevalencia de diabetes tipo 2 y los patrones de prescripción específicos en diferentes regiones también afectan la disponibilidad de Ozempic. Los mercados con una mayor prevalencia de diabetes y una fuerte inclinación hacia los AR GLP-1 pueden tener una mayor accesibilidad a Ozempic.

Factores que influyen en los precios:
La fijación de precios de los productos farmacéuticos es una interacción compleja de varios factores, que van desde los costos de investigación y desarrollo hasta la competencia en el mercado. Comprender los factores que influyen en el precio de Ozempic proporciona información sobre las consideraciones económicas que rodean a este medicamento.

Costos de investigación y desarrollo:

Los costos asociados con la investigación y el desarrollo (I+D) de Ozempic, incluidos estudios preclínicos, ensayos clínicos y presentaciones regulatorias, contribuyen significativamente a su precio. La gran inversión para llevar un nuevo medicamento al mercado se refleja en su precio para recuperar los gastos de desarrollo.

Fabricación y Control de Calidad:

Los procesos de fabricación y las medidas de control de calidad de Ozempic influyen en su precio. Garantizar una calidad constante, el cumplimiento de los estándares regulatorios y el uso de tecnologías de producción avanzadas contribuyen a la estructura general de costos.

Competencia en el mercado:

La presencia de otros medicamentos de la misma clase terapéutica puede afectar el precio de Ozempic. La competencia dentro del mercado de GLP-1 RA puede conducir a estrategias de precios destinadas a ganar participación de mercado o diferenciar a Ozempic de otras opciones disponibles.

Acuerdos de Reembolso y Acceso al Mercado:

Las negociaciones con los pagadores y las políticas de reembolso influyen en la estrategia de precios. Los acuerdos con sistemas de salud, aseguradoras y mecanismos de reembolso pueden afectar los costos reales de bolsillo de los pacientes, lo que hace que Ozempic sea más o menos asequible según el mercado.

Programas de asistencia al paciente:

El fabricante, Novo Nordisk, puede implementar programas de asistencia al paciente para mejorar la accesibilidad de las personas que enfrentan desafíos financieros. Estos programas pueden incluir descuentos, asistencia con copagos u otras iniciativas para aliviar la carga financiera de los pacientes.

Consideraciones económicas de salud:

Las evaluaciones económicas de la salud, incluidos los análisis de rentabilidad y de impacto presupuestario, pueden desempeñar un papel en las decisiones de fijación de precios. Demostrar el valor de Ozempic en términos de mejores resultados de salud y posibles ahorros de costos en el manejo de la diabetes puede afectar su precio.

Programas de asistencia al paciente:
Los programas de asistencia al paciente son iniciativas implementadas por fabricantes farmacéuticos para ayudar a las personas a acceder a sus medicamentos, particularmente en casos donde las restricciones financieras pueden limitar la asequibilidad. Estos programas tienen como objetivo reducir los costos de bolsillo, mejorar la adherencia y mejorar los resultados generales de los pacientes.

Programas de asistencia para copagos:

Novo Nordisk puede ofrecer programas de asistencia de copago para Ozempic, brindando apoyo financiero a pacientes elegibles para reducir sus gastos de bolsillo. Estos programas a menudo implican que el fabricante cubra una parte del costo del medicamento, lo que lo hace más asequible para los pacientes.

Tarjetas de ahorro para pacientes:

Las tarjetas de ahorro emitidas por el fabricante se pueden presentar en las farmacias para acceder a descuentos en recetas de Ozempic. Estas tarjetas pueden ser parte de programas de asistencia al paciente diseñados para hacer que el medicamento sea más accesible.

Fundaciones de Asistencia al Paciente:

Algunas compañías farmacéuticas colaboran con fundaciones independientes de asistencia al paciente para brindar apoyo a personas que enfrentan dificultades financieras. Estas fundaciones pueden ofrecer subvenciones u otras formas de asistencia financiera a pacientes elegibles.

Programas de asistencia gubernamental:

En determinadas regiones, pueden existir programas de asistencia patrocinados por el gobierno para ayudar a las personas con diabetes a acceder a los medicamentos necesarios. Los pacientes pueden ser elegibles para recibir subsidios u otras formas de ayuda financiera.

Panorama más amplio de precios y reembolsos de productos farmacéuticos:

Desafíos de acceso al mercado:

A pesar de la disponibilidad global, algunas regiones pueden enfrentar desafíos para brindar un amplio acceso al mercado a Ozempic. Factores como la infraestructura sanitaria, las políticas de reembolso y los procesos regulatorios locales pueden afectar la velocidad y el alcance del acceso.

Variaciones del sistema de salud:

La diversidad de los sistemas de salud a nivel mundial introduce variaciones en las estrategias de precios y reembolso. Algunos países pueden negociar directamente con los fabricantes, mientras que otros dependen de las fuerzas del mercado para determinar los precios. Estas variaciones contribuyen a la complejidad del panorama de los precios de los productos farmacéuticos.

Competencia de biosimilares:

La introducción de productos biosimilares en el mercado de GLP-1 RA puede influir en la dinámica de precios. Los biosimilares, si están disponibles, pueden ejercer una presión a la baja sobre los precios, beneficiando potencialmente a los pacientes y a los sistemas sanitarios.

Negociaciones gubernamentales y controles de precios:

Algunos países negocian directamente con los fabricantes de productos farmacéuticos para establecer acuerdos de precios. Además, ciertas regiones implementan controles de precios para gestionar los costos de atención médica y garantizar la asequibilidad. Estas medidas pueden afectar el precio de medicamentos como Ozempic.

Colocación del formulario de seguro:

La inclusión de Ozempic en los formularios de seguros puede afectar el acceso de los pacientes y los costos de bolsillo. Las aseguradoras negocian con los fabricantes para incluir medicamentos específicos en sus formularios, lo que influye en la accesibilidad y asequibilidad para los pacientes.

Orientación práctica para pacientes:

Verificación de cobertura de seguro:

Se anima a los pacientes a verificar la cobertura de su seguro de Ozempic. Comprender los detalles de su plan de seguro, incluidos los copagos, los deducibles y los límites de cobertura, puede ayudar a administrar los costos de bolsillo.

Programas de asistencia al paciente:

Las personas que experimenten dificultades financieras deben explorar los programas de asistencia al paciente que ofrece Novo Nordisk. Estos programas pueden proporcionar importantes ahorros de costos, haciendo que Ozempic sea más asequible.

Descuentos de farmacia y alternativas genéricas:

Los pacientes pueden consultar sobre descuentos de farmacia, tarjetas de ahorro o alternativas genéricas que puedan ofrecer opciones rentables para Ozempic. Discutir estas opciones con proveedores de atención médica o farmacéuticos puede brindar información sobre la asequibilidad.

Comunicación con el proveedor de atención médica:

La comunicación abierta con los proveedores de atención médica es crucial. Los pacientes deben discutir abiertamente cualquier inquietud financiera relacionada con Ozempic.

PREGUNTAS FRECUENTES (FAQ)

¿Qué es Ozempic y cómo funciona?

Ozempic es un agonista del receptor del péptido 1 similar al glucagón (GLP-1 RA) que se utiliza en el tratamiento de la diabetes tipo 2. Actúa imitando los efectos de la hormona incretina GLP-1, promoviendo la liberación de insulina, suprimiendo la secreción de glucagón y retardando el vaciado gástrico, lo que mejora el control de la glucosa en sangre.

¿Cómo se administra Ozempic?

Ozempic se administra por vía subcutánea (debajo de la piel) mediante una pluma precargada. Por lo general, se inyecta una vez por semana. Los proveedores de atención médica guían a los pacientes sobre la técnica de inyección adecuada, la rotación del lugar y los ajustes de dosis.

¿Cuáles son los efectos secundarios comunes de Ozempic?

Los efectos secundarios comunes pueden incluir náuseas, vómitos, diarrea, dolor abdominal y reacciones en el lugar de la inyección. Estos efectos secundarios suelen disminuir con el tiempo. Los efectos secundarios graves pero poco frecuentes incluyen pancreatitis y tumores de células C de tiroides.

¿Ozempic provoca pérdida de peso?

Sí, Ozempic se ha asociado con la pérdida de peso. Puede contribuir a reducir el peso corporal en personas con diabetes tipo 2, lo que la convierte en una opción favorable para quienes buscan beneficios para controlar el peso.

¿Se puede utilizar Ozempic con otros medicamentos para la diabetes?

Ozempic se puede utilizar como monoterapia o en combinación con otros medicamentos antidiabéticos, como metformina o sulfonilureas. Los proveedores de atención médica adaptan los planes de tratamiento según las necesidades individuales de los pacientes.

¿Ozempic es adecuado para todas las personas con diabetes tipo 2?

Ozempic está generalmente indicado para adultos con diabetes tipo 2. Sin embargo, su uso puede estar contraindicado en determinadas poblaciones, como aquellas con antecedentes de pancreatitis, enfermedad gastrointestinal grave o hipersensibilidad a la semaglutida.

¿Se puede utilizar Ozempic durante el embarazo o la lactancia?

La seguridad de Ozempic durante el embarazo y la lactancia no está bien establecida. Las personas embarazadas o en período de lactancia deben consultar con sus proveedores de atención médica para explorar opciones de tratamiento alternativas.

¿Cómo se debe almacenar Ozempic?

Ozempic debe almacenarse en el refrigerador a una temperatura de entre 36 °F y 46 °F (2 °C a 8 °C). No se debe congelar. Una vez en uso, una pluma se puede almacenar a temperatura ambiente (por debajo de 86 °F o 30 °C) hasta por 56 días.

¿Qué debo hacer si olvido una dosis de Ozempic?

Si se omite una dosis dentro de los cinco días posteriores al día programado para la inyección, se debe administrar lo antes posible. Si han pasado más de cinco días, los pacientes deben esperar hasta la siguiente dosis programada y comunicarse con su proveedor de atención médica.

¿Existen programas de asistencia al paciente para Ozempic?

Sí, Novo Nordisk, el fabricante de Ozempic, ofrece programas de asistencia al paciente, que incluyen asistencia con copagos y tarjetas de ahorro. Estos programas tienen como objetivo hacer que Ozempic sea más asequible para los pacientes elegibles.